Robert Wasner
Alphonse Mancini

Emagrecer através da seringa

Um guia médico para injecções de perda de peso

bup

Robert Wasner
Alphonse Mancini

Emagrecer através da seringa

Um guia médico para injecções de perda de peso

ISBN: 978-3-68904-394-0 (Brochura)
ISBN: 978-3-68904-406-0 (livro eletrónico)

Primeira edição
Manuscrito n.º 1383
abril de 2024
Impresso na União Europeia
bup@bremenuniversitypress.com
www.bremenuniversitypress.com

Robert Wasner
Alphonse Mancini

Emagrecer através da seringa

Um guia médico para injecções de perda de peso

Visão geral

Índice

UTILIZAÇÃO ÓPTIMA DAS SERINGAS DE PERDA DE PESO

FONTES DE ABASTECIMENTO

CONSIDERAÇÕES ÉTICAS E SOCIAIS

NOVOS MEDICAMENTOS, CONCLUSÕES E PERSPECTIVAS

4

Introdução ao tema das injecções para perda de peso

Estamos a ficar cada vez mais gordos e, para além dos problemas de saúde associados, muitas vezes não gostamos disso. Os nossos amigos do YouTube e do TikTok têm muito melhor aspeto. Mas o que é que podemos fazer? A décima dieta? Porque é que tem de funcionar tudo de uma vez?

Sabe-se que o problema crescente do aumento de peso a nível mundial se deve a uma série de factores. A mudança de hábitos alimentares desempenha um papel importante, uma vez que os alimentos processados ricos em açúcar, gordura e sal estão a tornar-se mais facilmente disponíveis e, muitas vezes, mais baratos do que as opções saudáveis. Estes alimentos conduzem a um aumento da ingestão de calorias sem serem correspondentemente nutritivos.

Ao mesmo tempo, o estilo de vida de muitas pessoas alterou-se significativamente. O mundo moderno do trabalho e do lazer caracteriza-se cada vez mais por actividades sedentárias, o que reduz consideravelmente a atividade física. Esta falta de exercício é um fator decisivo para o aumento global da obesidade.

As condições económicas também influenciam o comportamento alimentar. Em muitos países, os alimentos saudáveis são mais caros e mais difíceis de encontrar do que a fast food e outras opções pouco saudáveis. A isto acresce o stress psicológico, que frequentemente leva a um aumento do comportamento alimentar, uma vez que muitas pessoas recorrem à comida para lidar com o stress. Este fator emocional pode ainda ser exacerbado pela disponibilidade constante de alimentos e pela publicidade a alimentos não saudáveis.

O ambiente em que as pessoas vivem também desempenha um papel importante. A falta de locais seguros e acessíveis para a prática de atividade física e um ambiente que encoraja o consumo de alimentos pouco saudáveis contribuem para o aumento de peso.

Muitas dietas, por outro lado, falham regularmente porque são frequentemente irrealistas e difíceis de manter. Muitas vezes, exigem mudanças drásticas e desagradáveis na alimentação, difíceis de manter a longo prazo. Podem também levar a um sentimento de privação, o que aumenta o risco de desejos de comida. Além disso, muitas dietas centram-se na perda rápida de peso e não em alterações alimentares a longo prazo, o que conduz frequentemente ao chamado efeito ioiô, em que o peso perdido é rapidamente recuperado.

Estas condições de enquadramento exigem uma abordagem global e inovadora para combater a epidemia. As injecções para perda de peso desempenham um papel cada vez mais importante neste contexto.

Trata-se, em suma, de injecções médicas utilizadas para ajudar a perder peso. São também conhecidas como injecções de emagrecimento ou injecções anti-obesidade e são principalmente prescritas a pessoas com excesso de peso ou obesas, especialmente se existirem problemas de saúde associados, como diabetes de tipo 2, hipertensão arterial ou doenças cardiovasculares. Hoje em dia, no entanto, as injecções para emagrecer são também cada vez mais utilizadas para "simplesmente perder peso", mesmo que não existam fortes indicações médicas.

O modo de ação destes medicamentos baseia-se na imitação ou reforço de hormonas que estão naturalmente presentes no organismo e que regulam a ingestão de alimentos e o metabolismo energético. Muitas injecções para emagrecer aumentam a sensação de saciedade, retardando o esvaziamento gástrico ou actuando diretamente no centro do cérebro responsável pela sensação de fome. Como resultado, a pessoa sente-se saciada mais rapidamente, come menos e pode perder peso mais facilmente.

As injecções para perda de peso têm atraído muita atenção nos últimos anos, principalmente porque permitem uma perda de peso claramente mensurável, o que foi efetivamente comprovado em estudos clínicos. A sua eficácia, combinada com a capacidade de manter o peso reduzido a longo prazo, distingue-os das abordagens dietéticas tradicionais. A sensibilização para estes medicamentos também aumentou através da utilização e recomendação de celebridades, o que, por sua vez, levou a uma extensa cobertura mediática - especialmente nos canais das redes sociais. Neste caso, o crescimento descontrolado é inevitável.

Além disso, a disponibilidade crescente destes tratamentos, nomeadamente através de autorizações das autoridades de saúde e da possibilidade de prescrição através da telemedicina ou da Internet, contribuiu para que cada vez mais pessoas tenham acesso a estes medicamentos. Este facto coincide com uma sensibilização crescente do público para os riscos de saúde associados à obesidade, como a diabetes e as doenças cardíacas. Por conseguinte, as injecções para emagrecer são frequentemente consideradas como uma opção promissora para quem procura soluções eficazes de controlo do peso. Em suma, se as injecções para emagrecer ainda não existissem, teriam de ser inventadas.

A investigação e o desenvolvimento em curso nesta área também prometem mais melhorias e inovações, o que aumenta ainda mais o interesse científico e público. Todos estes factores, em conjunto, fazem das injecções para perda de peso um tema muito discutido, que é visto tanto pelos médicos especialistas como pelo público em geral como um potencial avanço na luta contra a epidemia de obesidade.

História das seringas de emagrecimento

As injecções adelgaçantes não existem há muito tempo, são desenvolvimentos relativamente recentes que só agora se estão a tornar comuns e, por conseguinte, objeto de um debate aceso.

A história começou no final do século XX, quando os cientistas procuraram descobrir e compreender as vias hormonais e neuroquímicas que regulam a fome e a saciedade. Um momento crucial na história desta intervenção médica foi a descoberta do péptido-1 semelhante ao glucagon (GLP-1), uma hormona libertada pelas células intestinais após a ingestão de alimentos que influencia a secreção de insulina e a saciedade.

O péptido-1 semelhante ao glucagon foi descoberto no início da década de 1980. Esta descoberta fazia parte de um campo de investigação mais vasto que investigava o intestino e o seu papel na regulação da fisiologia do corpo, particularmente em relação à secreção de insulina e ao metabolismo da glucose. O GLP-1 pertence a uma classe de hormonas conhecidas como incretinas. Estas hormonas são segregadas pelo intestino após a ingestão de alimentos e desempenham um papel importante no controlo da quantidade de insulina libertada pelo pâncreas em resposta à ingestão de alimentos.

A investigação que levou à identificação do GLP-1 contribuiu significativamente para a compreensão da forma como o organismo regula os níveis de glucose e lançou as bases para o desenvolvimento subsequente dos agonistas do GLP-1 como agentes terapêuticos contra a diabetes tipo 2 e a obesidade.

Os primeiros ensaios médicos com agonistas GLP-1 centraram-se inicialmente no tratamento da diabetes, mas rapidamente se tornou claro que estes ingredientes activos também tinham o potencial de ajudar na perda de peso.

O liraglutido foi então desenvolvido pela Novo Nordisk em 2005 e inicialmente utilizado para tratar a diabetes. Após estudos adicionais que confirmaram a sua eficácia na perda de peso, foi aprovado em 2014 com o nome comercial Saxenda especificamente para o tratamento da obesidade. Esta aprovação constituiu um marco importante na história das injecções para perda de peso, uma vez que foi um dos primeiros medicamentos a ser desenvolvido e aprovado especificamente para este fim.

A investigação e o desenvolvimento subsequentes levaram a novos avanços, incluindo a introdução do semaglutide (Wegovy), que foi aprovado pela FDA dos EUA em 2021 especificamente para perda de peso e mostrou uma eficácia ainda maior do que os medicamentos anteriores em ensaios clínicos. Estas novas gerações de injecções para perda de peso oferecem regimes de dosagem melhorados e são ainda mais direccionadas nos seus efeitos, tornando-as uma ferramenta valiosa na luta contra a epidemia de obesidade.

Assim, as descobertas iniciais no domínio da fisiologia endócrina e as inovações médicas daí resultantes lançaram as bases para o desenvolvimento das actuais injecções para perda de peso. Estes avanços reflectem a crescente compreensão da comunidade científica sobre a obesidade como uma doença multifatorial e a necessidade de um tratamento específico e eficaz.

Tipos de seringas de emagrecimento

O desenvolvimento moderno e a utilização de injecções para perda de peso caracterizaram-se por avanços significativos na biotecnologia e na farmacologia. Estes avanços conduziram à produção de medicamentos altamente eficazes que visam especificamente os sistemas hormonais do corpo para regular a fome e melhorar a produção de insulina. A tecnologia atual na produção destes medicamentos inclui tecnologias de ADN recombinante, processos avançados de purificação e formulações melhoradas que permitem uma semi-vida mais longa dos ingredientes activos e uma aplicabilidade simplificada.

Aprovações mais recentes e tendências do mercado

Os agonistas dos receptores GLP-1, particularmente o semaglutide (comercializado como **Wegovy**), ganharam uma atenção significativa da comunidade médica e do público nos últimos anos. Esta classe de medicamentos actua imitando a hormona natural GLP-1, que desempenha um papel central no metabolismo da glicose e no mecanismo de controlo do apetite do organismo. Os efeitos do GLP-1 incluem o aumento da libertação de insulina em resposta à ingestão de alimentos, o abrandamento do esvaziamento gástrico e o aumento da saciedade, o que, em última análise, leva à redução da ingestão de alimentos.

O semaglutide está particularmente em foco, uma vez que demonstrou benefícios de perda de peso para além do que foi alcançado com medicamentos anteriores desta classe. Após a sua aprovação original como tratamento da diabetes com o nome **Ozempic**, o semaglutido foi aprovado com o nome **Wegovy** especificamente para o tratamento da obesidade nos EUA e na Europa. A aprovação baseou-se em ensaios clínicos alargados que mostraram uma redução média de peso de cerca de 15% do peso corporal, um resultado raramente alcançado em terapias anteriores para a obesidade.

A popularidade do semaglutide e de outros agonistas dos receptores GLP-1, como o liraglutide (**Saxenda**) e o dulaglutide (**Trulicity**), deve-se também à sua relativa segurança e boa tolerabilidade. Estes medicamentos têm um perfil de efeitos secundários favorável em comparação com muitos medicamentos mais antigos para perda de peso, o que os torna uma escolha preferida para utilização a longo prazo. Estas características, juntamente com a boa eficácia, levaram a que estes medicamentos fossem vistos como opções de tratamento que mudam a vida não só das pessoas com obesidade, mas também das que sofrem de problemas de saúde relacionados com o peso.

A popularidade crescente desta classe de medicamentos sublinha a aceitação crescente de tratamentos farmacológicos para a obesidade, uma doença que tem sido tradicionalmente abordada através de dieta e exercício, mas que muitas vezes requer uma intervenção terapêutica adicional para ser tratada de forma eficaz e sustentável.

Estas aprovações sublinham a tendência para medicamentos desenvolvidos especificamente para utilização a longo prazo em programas de controlo de peso. O mercado das injecções para perda de peso está a crescer à medida que a prevalência da obesidade aumenta a nível mundial e a necessidade de opções de tratamento eficazes aumenta.

Tipos de seringas de emagrecimento e respectivas áreas de aplicação

Os desenvolvimentos nas injecções para perda de peso conduziram a uma variedade de opções de tratamento que podem ser personalizadas para satisfazer as necessidades individuais e as condições médicas dos doentes. Estes desenvolvimentos reflectem a compreensão avançada dos mecanismos do corpo e dos efeitos hormonais que os investigadores e os profissionais médicos adquiriram ao longo dos anos.

Os agonistas dos receptores GLP-1, como o liraglutido e o semaglutido, são atualmente os líderes deste grupo e utilizam o princípio da hormona natural GLP-1. Esta hormona é libertada após a ingestão de alimentos e actua de várias formas: Estimula a libertação de insulina quando os níveis de glicose no sangue aumentam, atrasa o esvaziamento gástrico e, assim, promove uma sensação de saciedade mais prolongada, o que, por sua vez,

14

ajuda a reduzir a ingestão de alimentos. Estes efeitos tornam os agonistas dos receptores GLP-1 particularmente eficazes no tratamento da obesidade e ajudaram a tornálos uma escolha popular para estratégias de controlo de peso a longo prazo.

As terapias combinadas, como a combinação de **bupropiona** e **naltrexona, conhecida pelo** nome comercial **Contrave**, oferecem uma abordagem multi-mecanística. A **bupropiona** é um antidepressivo que também é utilizado para deixar de fumar e é conhecido pelos seus efeitos supressores do apetite, enquanto **a naltrexona** foi originalmente utilizada para tratar a dependência de opiáceos e de álcool. Esta combinação tem por objetivo influenciar as vias neuroquímicas do cérebro que controlam os desejos e os centros de recompensa, aumentando simultaneamente a sensação de saciedade. Isto faz do **Contrave** uma ferramenta eficaz para as pessoas que têm dificuldade em controlar os seus hábitos alimentares.

A investigação sobre outras terapias hormonais que se centram na modulação dos efeitos do cortisol oferece uma abordagem inovadora na luta contra a obesidade, em particular no que diz respeito ao aumento de peso induzido pelo stress. **O cortisol**, frequentemente designado por "hormona do stress", desempenha um papel central no sistema de resposta do organismo ao stress. Em caso de stress crónico, o aumento da produção de cortisol pode levar a várias alterações metabólicas, incluindo o aumento do apetite, o aumento de peso e a distribuição desfavorável da gordura, normalmente em torno da zona abdominal.

As terapias que visam a regulação do **cortisol** poderiam potencialmente reduzir os efeitos negativos do stress no peso corporal. Estas abordagens não só influenciariam diretamente os níveis de cortisol, como também actuariam nas complexas interacções entre o stress, a fome e o metabolismo das gorduras. Esta poderia ser uma forma eficaz de reduzir os desejos alimentares induzidos pelo stress e a ingestão excessiva de alimentos, controlando assim o aumento de peso.

O desenvolvimento de tais terapias é particularmente relevante numa altura em que muitas pessoas estão expostas a um maior stress psicológico e social, o que frequentemente conduz a hábitos alimentares pouco saudáveis e, em última análise, à obesidade. Ao abordar as vias bioquímicas que são influenciadas pelo **cortisol,** poder-se-ia fornecer uma estratégia de tratamento multidimensional que tem em conta não só os aspectos fisiológicos mas também os psicológicos da obesidade.

No entanto, a investigação nesta área é ainda relativamente recente e os desafios no desenvolvimento de tais terapias incluem a determinação exacta da dosagem, a prevenção de efeitos secundários e a personalização do tratamento para obter os melhores resultados. No entanto, o potencial destas abordagens terapêuticas para melhorar a qualidade de vida das pessoas afectadas e reduzir os custos dos cuidados de saúde associados à obesidade e às doenças relacionadas com o stress torna-as um campo de investigação promissor na ciência médica.

Formas de dosagem

As injecções para emagrecer apresentam-se geralmente sob a forma de injecções subcutâneas que os pacientes podem administrar eles próprios. Esta forma de dosagem provou ser eficaz porque permite uma libertação controlada do ingrediente ativo e assegura a absorção direta na corrente sanguínea. Seguem-se alguns pormenores sobre as formas de dosagem comuns e a sua aplicação:

- Caneta ou injetor pré-cheio: Muitas seringas para perda de peso, como as que contêm agonistas dos receptores GLP-1 (por exemplo, liraglutido, semaglutido), são disponibilizadas sob a forma de caneta ou injetor pré-cheio. Estas canetas são fáceis de utilizar e permitem aos doentes injectarem-se a si próprios com um treino mínimo. As canetas estão normalmente equipadas com uma agulha fina, o que torna a injeção menos dolorosa.

- Dosagem e frequência de utilização: A maioria das injecções de emagrecimento são administradas uma vez por dia ou uma vez por semana. A dosagem exacta e a frequência de administração dependem do medicamento específico e das necessidades individuais do doente. Por exemplo,

17

o liraglutide é injetado diariamente, enquanto o semaglutide e o tirzepatide são normalmente administrados uma vez por semana.

- Instruções para a auto-injeção: Quando a medicação é prescrita pela primeira vez, os doentes recebem normalmente instruções pormenorizadas de um prestador de cuidados de saúde sobre a forma correcta de administrar a injeção. Estas incluem instruções sobre como armazenar o medicamento, como preparar a injeção e como eliminar as agulhas.

Ao utilizar estas formas de injeção, os ingredientes activos podem ser eficazmente introduzidos no organismo, levando a uma perda de peso significativa em muitos casos. A autoadministração destas injecções também oferece uma opção conveniente para os doentes que podem ter dificuldade em comparecer a consultas médicas regulares.

Fabricante e distribuidor

Várias empresas farmacêuticas desenvolvem e comercializam injecções de emagrecimento baseadas em mecanismos de ação específicos. Eis um resumo de alguns dos fabricantes mais conhecidos e dos produtos que oferecem:

- **Saxenda (liraglutide)**: Originalmente desenvolvido para o tratamento da diabetes tipo 2 (sob o nome **Victoza**), Saxenda está especificamente aprovado para a perda de peso em adultos com um IMC de 30 ou mais ou 27 ou mais com pelo menos uma comorbilidade relacionada com o peso.
- **Wegovy (semaglutide)**: Uma dose mais elevada do ingrediente ativo semaglutide, também conhecido como **Ozempic,** para o tratamento da diabetes tipo 2. O Wegovy está especificamente aprovado para a terapia crónica de controlo do peso.
- **Ozempic (semaglutide)**: Embora tenha sido aprovado principalmente para o tratamento da diabetes tipo 2, o Ozempic também demonstrou que pode levar a uma perda de peso significativa e mensurável. Em muitos casos, o Ozempic foi utilizado off-label para perda de peso antes de ser aprovado especificamente para este fim sob o nome de Wegovy.

Eli Lilly e Companhia

- **Trulicity (dulaglutide)**: Embora tenha sido aprovado principalmente como um tratamento para a diabetes, Trulicity também é eficaz para a perda de peso e é utilizado para este fim em alguns casos.

Orexigen Therapeutics (atualmente parte da Nalpropion Pharmaceuticals)

- **Contrave (bupropiona e naltrexona)**: Este medicamento combina dois princípios activos com
mecanismos diferentes destinados a reduzir o
apetite e a aumentar a sensação de saciedade.
Está especificamente autorizado para o controlo
do peso.

Produtos farmacêuticos Rhythm

- **Imcivree (setmelanotide)**: Esta é uma abordagem de tratamento específica para pacientes com
doenças genéticas raras da obesidade. Imcivree é
aprovado para o tratamento de adultos e crian-
ças a partir dos 6 anos de idade com certas doenças genéticas que levam à obesidade.

AstraZeneca

- **Bydureon (exenatide)**: Esta é uma forma do agonista do recetor GLP-1 exenatide, que é utilizado
para o tratamento da diabetes tipo 2, mas também pode ter efeitos positivos na perda de peso.
O Bydureon é normalmente injetado uma vez
por semana.

- **Soliqua/Suliqua (insulina glargina e lixisenatida)**: Este produto combinado, que inclui uma insulina de ação prolongada e um agonista do recetor GLP-1, é utilizado para tratar a diabetes tipo 2, mas também pode ajudar na perda de peso.

- **Rybelsus (semaglutido oral)**: Esta é uma formulação oral de semaglutide que é aprovada para o tratamento da diabetes tipo 2. Tal como **o Ozempic**, o Rybelsus também pode apoiar a perda de peso, embora não seja comercializado especificamente para esta indicação.

- **Jardiance (empagliflozina)**: Originalmente desenvolvido para tratar a diabetes tipo 2, este medicamento inibidor do SGLT2 demonstrou que também pode contribuir para a perda de peso, especialmente em doentes com diabetes.

- **Qsymia (fentermina e topiramato)**: Qsymia combina fentermina, um supressor do apetite, com topiramato, um medicamento originalmente desenvolvido para tratar a epilepsia que também promove a sensação de saciedade. Este medicamento está especificamente aprovado para a perda de peso e é frequentemente utilizado em doentes que não só têm excesso de peso, mas também têm co-morbilidades como a hipertensão ou a diabetes tipo 2.

Produtos farmacêuticos Nalpropion

- **Contrave** (bupropiona e naltrexona): Como mencionado acima, Contrave combina dois ingredientes activos para a perda de peso. Originalmente desenvolvido pela Orexigen Therapeutics, é atualmente comercializado pela Nalpropion Pharmaceuticals.

Eisai Co.

- **Belviq (lorcaserina):** Este medicamento, que afecta a atividade dos receptores de serotonina no cérebro para aumentar a sensação de saciedade, foi aprovado nos EUA para a perda de peso, mas foi retirado do mercado devido a preocupações com potenciais riscos de cancro.

Janssen Pharmaceuticals

- **Invokana (canagliflozina):** Um inibidor do SGLT2 originalmente desenvolvido para o tratamento da diabetes tipo 2. Tal como outros inibidores SGLT2, Invokana também pode contribuir para a perda de peso, fazendo com que o organismo excrete o excesso de açúcar através da urina.

Merck & Co.

- **Steglatro (ertugliflozina):** Também é um inibidor SGLT2 aprovado para o tratamento da diabetes tipo 2 e oferece potenciais benefícios de perda de peso.

Estas e outras empresas e os seus produtos demonstram a variedade de abordagens e mecanismos atualmente disponíveis para o tratamento do excesso de peso e da obesidade.

Líder de mercado

A Novo Nordisk e a Eli Lilly são atualmente as empresas líderes no mercado das injecções para perda de peso, em especial na categoria dos agonistas dos receptores GLP-1 especificamente concebidos para a perda de peso. A Novo Nordisk, uma empresa farmacêutica dinamarquesa, tem uma influência significativa no domínio das terapias de controlo do peso com produtos como o **Saxenda** e o **Wegovy.**

A Eli Lilly, sediada nos EUA, concorre de perto com a Novo Nordisk e tem demonstrado uma forte presença no mercado com o **Trulicity,** que também permite uma perda de peso significativa. Além disso, a Eli Lilly está a desenvolver o **tirzepatide, que é considerado um** avanço na indústria devido à sua eficácia potencialmente elevada na perda de peso e que poderá em breve desempenhar um papel importante no mercado. **O tirzepatide é** um medicamento inovador que se revela particularmente prometedor para o tratamento da diabetes de tipo 2 e da obesidade. Sendo um agonista duplo dos receptores GIP e GLP-1, a tirzepatide simula os efeitos de duas hormonas incretinas, o que lhe permite regular os níveis de glicose no sangue e aumentar a saciedade. Isto leva a um melhor controlo glicémico e a uma perda de peso significativa.

A combinação específica de efeitos que **a tirzepatide** oferece, nomeadamente o apoio à secreção de insulina com base nos níveis de glucose no sangue e a redução simultânea da ingestão de alimentos através do aumento da saciedade, torna o medicamento particularmente valioso no futuro. Estas propriedades são cruciais, uma vez que muitas pessoas com diabetes de tipo 2 também sofrem de excesso de peso ou obesidade, e um tratamento que trate eficazmente ambas as condições pode melhorar significativamente a saúde e reduzir o risco de complicações relacionadas com a diabetes.

Os resultados dos ensaios clínicos impressionaram particularmente a comunidade médica, uma vez que **a tirzepatide** não só demonstrou uma melhor eficácia no controlo da glicemia do que os agonistas dos receptores GLP-1 existentes, como também levou a uma notável perda de peso. Este potencial coloca **o tirzepatide no** centro das esperanças de uma nova geração de terapias de controlo da diabetes e do peso que poderão melhorar a qualidade de vida e proporcionar opções de tratamento mais abrangentes e eficazes aos doentes. A combinação de efeitos terapêuticos num único medicamento constitui um avanço significativo e simboliza o progresso da investigação farmacêutica que poderá revolucionar a gestão das doenças metabólicas.

A Novo Nordisk e a Eli Lilly já alcançaram uma posição dominante ao desenvolverem medicamentos eficazes e seguros para a obesidade e a diabetes e continuam a investir significativamente em investigação e desenvolvimento para abrir novas opções de tratamento. A sua liderança é também reforçada por ensaios clínicos alargados e uma forte presença a nível mundial, ajudando a moldar o mercado das terapias de controlo do peso.

A ciência por detrás das injecções para perder peso

As injecções para perda de peso utilizam processos fisiológicos complexos para reduzir o apetite e influenciar a produção de insulina, o que as torna um método eficaz para a gestão do peso e o tratamento de doenças metabólicas. Em particular, o grupo dos agonistas dos receptores GLP-1, que são frequentemente utilizados nestes medicamentos, desempenham um papel central.

Estes medicamentos imitam o efeito de hormonas naturais, como o péptido-1 semelhante ao glucagon (GLP-1). O GLP-1 é produzido no intestino delgado após a ingestão de alimentos e é crucial para a regulação dos níveis de glucose no sangue e do apetite. Ao ligarem-se aos receptores de GLP-1, estes medicamentos estimulam a libertação de insulina do pâncreas de uma forma dependente da glicose, ou seja, a secreção de insulina é aumentada quando os níveis de glicose no sangue sobem, evitando a produção excessiva de insulina e a hipoglicemia associada. Ao mesmo tempo, o esvaziamento gástrico é retardado, o que mantém o doente saciado durante mais tempo, reduzindo assim o consumo de calorias ao longo do dia.

Além disso, estas hormonas têm um efeito directo no cérebro, onde influenciam a regulação do apetite. Activam certas zonas do cérebro responsáveis pela sensação de saciedade, o que reduz a sensação de fome e leva a uma menor ingestão de calorias. Esta dupla abordagem -

melhorar a resposta à insulina e controlar a sensação de fome - torna os agonistas dos receptores GLP-1 particularmente eficazes no tratamento da obesidade e da diabetes de tipo 2.

A capacidade destes medicamentos para imitar e reforçar os mecanismos naturais do organismo proporciona uma forma eficaz e relativamente segura de tratar problemas de peso que se revelam difíceis de tratar apenas através de métodos convencionais como a dieta e o exercício físico. Estas propriedades explicam o facto de serem cada vez mais reconhecidos como uma parte importante das estratégias terapêuticas para a obesidade e doenças metabólicas relacionadas.

Como funcionam as seringas de emagrecimento?

Os agonistas dos receptores GLP-1, um dos principais grupos de injecções para perda de peso, utilizam um princípio muito eficaz ao imitarem os processos naturais do organismo que se tornam activos após a ingestão de alimentos. Ao simularem a hormona GLP-1, conseguem um efeito múltiplo que afecta tanto o metabolismo como o apetite, o que os torna uma ferramenta eficaz no tratamento da obesidade e da diabetes de tipo 2.

A hormona GLP-1, que é produzida naturalmente na parte inferior do intestino delgado após a ingestão de alimentos, desempenha um papel central na regulação dos níveis de açúcar no sangue. Estimula o pâncreas a libertar mais insulina quando os níveis de açúcar no sangue aumentam, o que ajuda a baixar eficazmente o açúcar no sangue. Este efeito insulinotrópico só ocorre na presença de níveis elevados de glucose, o que reduz o risco de hipoglicemia indesejada que pode ocorrer com outros tratamentos da diabetes.

Para além de influenciar a secreção de insulina, o GLP-1 também atrasa o esvaziamento gástrico, resultando numa saciedade prolongada após as refeições, reduzindo assim o apetite e a ingestão de alimentos. Este atraso no esvaziamento gástrico ajuda a atenuar os picos de glicose no sangue após as refeições, contribuindo para um controlo glicémico mais estável em geral.

Além disso, o GLP-1 influencia diretamente o sistema nervoso central, actuando em determinadas zonas do cérebro responsáveis pela regulação da fome e da saciedade. Ao ativar estas zonas do cérebro, a sensação de fome e os comportamentos associados que levam à ingestão de alimentos são reduzidos.

Este modo de ação multifacetado torna os agonistas dos receptores GLP-1 particularmente atractivos para o tratamento de doentes em que tanto a gestão do peso como o controlo glicémico desempenham um papel importante. Ao abordar várias frentes em simultâneo, estes medicamentos oferecem uma estratégia abrangente para o tratamento da obesidade e da diabetes tipo 2.

Os agonistas dos receptores GLP-1, como o liraglutide e o semaglutide, desempenham o papel central já descrito no tratamento moderno da diabetes e da obesidade, ligando-se especificamente aos receptores GLP-1 no organismo.

Esta ligação leva a um aumento da secreção de insulina, que só é activada quando os níveis de glicose no sangue estão elevados, reduzindo significativamente o risco de hipoglicemia, um problema comum com outros medicamentos para a diabetes. Para além disso, retardam o esvaziamento gástrico, o que prolonga a sensação de saciedade, reduzindo assim a ingestão de alimentos. Estas propriedades fazem deles uma opção eficaz para a gestão do peso e o controlo da diabetes.

Em contrapartida, as preparações combinadas, como a bupropiona e a naltrexona, conhecidas pela designação comercial Contrave, combinam diferentes mecanismos de ação que influenciam o comportamento alimentar. A bupropiona, um antidepressivo, inibe o apetite através da modulação dos neurotransmissores dopamina e noradrenalina. A naltrexona interfere com o sistema de recompensa do cérebro para reduzir a vontade de comer. Esta combinação actua em sinergia para reduzir os desejos de comer e modificar os hábitos alimentares.

Na prática, os agonistas dos receptores GLP-1 mostram frequentemente um maior efeito na perda de peso em comparação com os medicamentos combinados.

29

Medicamentos como o semaglutide podem atingir uma redução média de peso de cerca de 15% do peso corporal em ensaios clínicos, o que os torna particularmente eficazes para pessoas que necessitam de uma perda de peso significativa. O Contrave e as terapias combinadas semelhantes também podem ser eficazes, especialmente para os doentes cujo comportamento alimentar é fortemente influenciado por factores psicológicos, como o stress e o comportamento de recompensa.

A seleção do medicamento adequado depende muito das condições de saúde do indivíduo, da presença de comorbilidades como a diabetes tipo 2 e das necessidades e objectivos específicos do doente. Ambas as classes de medicamentos oferecem opções valiosas para o controlo do peso e da diabetes, mas em contextos diferentes e com perfis de eficácia diferentes. Mais adiante, falaremos em pormenor sobre este assunto.

Comparação da eficácia de diferentes injecções de emagrecimento

A eficácia das injecções de emagrecimento varia em função da composição do ingrediente ativo e da reação individual do paciente.

Os agonistas dos receptores GLP-1, como o semaglutide e o liraglutide, demonstraram ser particularmente eficazes em ensaios clínicos, especialmente o semaglutide, que é comercializado em doses mais elevadas para perda de peso específica sob o nome de Wegovy. Nestes estudos, o semaglutido atinge frequentemente uma perda de peso média de cerca de 15% do peso corporal, enquanto o liraglutido e os medicamentos semelhantes resultam normalmente numa perda de peso de 5-10%.

Em comparação, os medicamentos combinados, como o Contrave, que combina bupropiona e naltrexona, oferecem uma opção terapêutica diferente. Estes medicamentos são particularmente indicados para os pacientes cujo comportamento alimentar é fortemente influenciado por factores psicológicos, como o stress alimentar. Embora possam ser eficazes, a prática mostra que a sua eficácia em termos de redução de peso é frequentemente inferior à dos agonistas dos receptores GLP-1. No entanto, o Contrave e as terapias combinadas semelhantes são úteis para os doentes que beneficiam de um tratamento que aborda tanto os desejos alimentares físicos como os emocionais.

Estes diferentes perfis de eficácia significam que a escolha da injeção para perda de peso correcta requer uma análise cuidadosa, tendo em conta não só os objectivos de saúde individuais e as condições médicas do doente, mas também a sua resposta pessoal ao tratamento. Por exemplo, os doentes que sofrem de diabetes de tipo 2 e que têm excesso de peso podem beneficiar particularmente dos agonistas dos receptores GLP-1, enquanto os que têm uma forte componente psicológica no seu comportamento alimentar podem obter melhores resultados com um produto combinado.

Em geral, as injecções para perda de peso oferecem um método eficaz de perda de peso que funciona através de uma combinação de controlo do apetite e melhoria da função metabólica. No entanto, a escolha de um medicamento específico deve ser sempre feita em conjunto com um profissional de saúde para garantir a melhor e mais segura opção para cada doente.

Sucesso das injecções para perda de peso

Estudos clínicos

A eficácia e a segurança das injecções para perda de peso, em particular dos agonistas dos receptores GLP-1, foram bem documentadas em numerosos estudos clínicos. Estes estudos demonstraram que estes medicamentos não só são eficazes na perda de peso, como também podem reduzir o risco de doenças relacionadas com a obesidade.

Série de estudos STEP para o semaglutido

- O estudo STEP 1 centrou-se na perda de peso em adultos com obesidade ou excesso de peso e investigou a eficácia do semaglutido em comparação com um placebo, complementado com intervenções no estilo de vida. Neste estudo, os participantes receberam semaglutido ou um placebo, e ambos os grupos foram encorajados a melhorar os seus hábitos alimentares e de exercício físico ao mesmo tempo. Os resultados do estudo foram notáveis: os participantes que receberam semaglutide registaram uma perda de peso média de cerca de 14,9% do seu peso corporal. Este facto representa um sucesso e realça a eficácia potencial do semaglutido como auxiliar de perda de

33

peso, especialmente quando combinado com alterações do estilo de vida.

- O estudo STEP 2 teve como objetivo investigar os efeitos do semaglutido em adultos com diabetes de tipo 2. Neste estudo, a eficácia do semaglutido foi avaliada não só em termos de perda de peso, mas também em termos da sua capacidade de melhorar o controlo glicémico. Os participantes que receberam semaglutido registaram melhorias significativas tanto no controlo glicémico como no peso corporal. Estes resultados confirmam a dupla eficácia do semaglutido, que não serve apenas como agente de perda de peso, mas pode também desempenhar um papel importante no controlo da diabetes, ajudando a gerir eficazmente os níveis de glicose no sangue.

- O estudo STEP 3 foi concebido especificamente para investigar a sustentabilidade da perda de peso conseguida com o semaglutido. Nesta fase do estudo, todos os participantes receberam inicialmente semaglutide durante 20 semanas para observar os efeitos imediatos do medicamento no peso corporal. A esta fase inicial seguiu-se um período de observação mais longo, de 48 semanas, durante o qual metade dos participantes continuou a receber semaglutido, enquanto a outra metade passou a receber um placebo. Este desenho de estudo permitiu aos investigadores observar não só os efeitos a curto prazo do semaglutide na perda de peso, mas também avaliar a manutenção da perda de peso durante um período de tempo mais longo quando o tratamento foi continuado em comparação com a sua interrupção. Os resultados mostraram que os participantes que continuaram a receber semaglutide foram capazes de manter efetivamente o seu peso reduzido, enquanto os que mudaram para o placebo tiveram tendência para recuperar o peso. Estes resultados são particularmente valiosos, uma vez que sublinham a importância do tratamento contínuo com semaglutido para a manutenção a longo prazo da perda de peso. Confirmam que, embora a perda de peso inicial seja um passo importante, a utilização continuada de semaglutido pode ser crucial para manter os benefícios para a saúde alcançados e contrariar qualquer potencial recuperação de peso.

Estudo SELECT para o semaglutido

O estudo SELECT é um ensaio clínico abrangente que investiga os efeitos cardiovasculares e metabólicos a longo prazo do semaglutide em pessoas com obesidade sem diabetes. Este estudo é particularmente importante, uma vez que visa determinar se o semaglutido pode reduzir o risco de eventos cardiovasculares graves numa população com excesso de peso mas não afetada pela diabetes tipo 2. A doença cardiovascular está intimamente ligada à obesidade e é uma das principais causas de morbilidade e mortalidade a nível mundial. Por conseguinte, um resultado positivo deste estudo poderia ter implicações importantes para o tratamento da obesidade.

O estudo SELECT foi concebido como um ensaio aleatório, em dupla ocultação, controlado por placebo, para minimizar os erros e garantir a integridade dos dados. Os participantes de diferentes países são observados durante um longo período de tempo, durante o qual é administrado semaglutide ou um placebo. Esta abordagem metodológica permitirá aos investigadores recolher dados fiáveis sobre a forma como o semaglutide afecta o risco de eventos cardiovasculares.

A importância dos resultados deste estudo não pode ser sobrestimada. Se os dados finais mostrarem que o semaglutide pode reduzir o risco cardiovascular em doentes obesos sem diabetes, isso poderá ter um impacto significativo nas estratégias de tratamento da obesidade. Este resultado levaria a uma utilização mais alargada dos agonistas dos receptores GLP-1 neste grupo de doentes e alteraria e expandiria fundamentalmente as abordagens terapêuticas da obesidade.

Além disso, uma melhor compreensão dos efeitos cardiovasculares do semaglutide ajudaria a melhorar o perfil de segurança desta classe de medicamentos. Ao obter informações sobre os potenciais riscos e benefícios, o estudo poderá ajudar a otimizar o tratamento para garantir não só a eficácia, mas também a segurança e o bem-estar dos doentes. Este tipo de investigação é crucial para tomar decisões clínicas informadas e melhorar a saúde geral e a qualidade de vida das pessoas com obesidade.

Escala Obesidade e pré-diabetes

O estudo SCALE Obesity and Prediabetes investigou a eficácia do liraglutido no contexto da perda de peso em pessoas com obesidade e pré-diabetes. Os resultados deste estudo foram muito informativos relativamente aos potenciais benefícios do liraglutido para este grupo específico de doentes.

No estudo, os participantes receberam liraglutido ou um placebo. Os dados mostraram que um número significativo de pessoas que receberam liraglutido registou uma perda de peso substancial. Especificamente, 63% dos participantes tratados com liraglutido perderam pelo menos 5% do seu peso corporal. Em comparação, apenas 27% dos participantes no grupo do placebo conseguiram esta perda de peso.

Esta diferença significativa nos resultados sublinha a eficácia do liraglutido como auxiliar de perda de peso em pessoas com obesidade e pré-diabetes. É de salientar que uma perda de peso de pelo menos 5% em pessoas com obesidade e pré-diabetes pode não só proporcionar benefícios estéticos ou físicos, mas também reduzir de forma sustentável o risco de desenvolver diabetes tipo 2 e outras doenças metabólicas.

O estudo SCALE fornece assim resultados importantes que podem ser utilizados na prática médica para melhorar as estratégias de tratamento dos doentes com pré-diabetes e obesidade. Estes resultados são importantes para o desenvolvimento de intervenções direccionadas que não só reduzem o peso, mas também melhoram a saúde e o bem-estar geral.

Escala Diabetes

O estudo SCALE Diabetes centrou-se nos efeitos do liraglutido em pessoas com diabetes tipo 2, particularmente em termos de redução de peso e melhoria do controlo glicémico. O liraglutido é um agonista do recetor GLP-1 que foi originalmente desenvolvido para o tratamento da diabetes tipo 2 e foi também investigado neste estudo pela sua capacidade de reduzir o peso.

Os resultados do estudo SCALE Diabetes mostraram que o tratamento com liraglutide não só conduziu a uma perda de peso mensurável, como também melhorou o controlo da glicemia nos participantes. Isto é particularmente relevante, uma vez que tanto a obesidade como o mau controlo glicémico estão entre os principais factores que aumentam o risco de complicações da diabetes, tais como doenças cardiovasculares, lesões renais e retinopatia.

A melhoria do controlo glicémico proporcionada pelo liraglutido deve-se provavelmente a vários mecanismos, incluindo a estimulação da secreção de insulina em resposta a níveis elevados de glicose no sangue e o atraso no esvaziamento gástrico, resultando num influxo mais lento e estável de glicose no sangue. Estes efeitos ajudam a reduzir os picos de glucose no sangue após as refeições, o que é um aspeto crítico no tratamento da diabetes tipo 2.

A perda de peso em pessoas com diabetes tipo 2 com liraglutide pode oferecer benefícios adicionais, uma vez que a perda de peso conduz frequentemente a uma melhoria da sensibilidade à insulina. Isto significa que as células do corpo respondem melhor à insulina e podem absorver a glucose da corrente sanguínea de forma mais eficiente, ajudando ainda mais a baixar os níveis de glucose no sangue.

Em resumo, o estudo SCALE Diabetes fornece informações valiosas sobre a forma como o liraglutido pode contribuir não só para o controlo glicémico, mas também para a gestão do peso em pessoas com diabetes tipo 2, como parte de um plano de tratamento abrangente.

Estudo LIGHT para naltrexona-bupropiona (Contrave)

O estudo LIGHT foi uma importante investigação clínica destinada a avaliar os efeitos do medicamento naltrexona-bupropiona no risco cardiovascular em doentes com excesso de peso e obesidade. A naltrexona-bupropiona é uma terapia combinada frequentemente prescrita para a perda de peso, uma vez que pode reduzir os desejos de comer e aumentar a saciedade. A investigação do perfil de risco cardiovascular deste medicamento era crucial, uma vez que o excesso de peso e a obesidade são, eles próprios, factores de risco para as doenças cardiovasculares.

Embora o ensaio LIGHT tenha sido terminado prematuramente, ainda assim forneceu informações importantes sobre a segurança da naltrexona-bupropiona. Estes términos prematuros não são invulgares no mundo da investigação clínica e continuam a oferecer importantes oportunidades de aprendizagem.

Os dados de segurança recolhidos durante o estudo são de grande importância, uma vez que ajudarão os médicos e os doentes a tomar decisões informadas sobre a utilização da naltrexona bupropiona para a perda de peso, especialmente em doentes com doenças cardiovasculares existentes ou com elevado risco de tais doenças. Estes dados podem esclarecer se o medicamento aumenta potencialmente o risco de ataques cardíacos, acidentes vasculares cerebrais ou outros acontecimentos cardiovasculares graves.

Em conclusão, os resultados do estudo LIGHT forneceram informações valiosas sobre o perfil de segurança da naltrexona-bupropiona, apesar da sua interrupção precoce. Esta informação é crucial para o desenvolvimento futuro de directrizes de tratamento e pode ajudar a tornar mais segura a gestão dos doentes que procuram apoio medicamentoso para a perda de peso.

Contrave foi também avaliado em estudos clínicos, que demonstraram que pode reduzir eficazmente o peso corporal.

O Contrave foi desenvolvido especificamente para a perda de peso e demonstrou resultados positivos em ensaios clínicos. A substância ativa bupropiona é conhecida pelas suas propriedades antidepressivas e pela sua capacidade de suprimir o desejo de fumar, enquanto a naltrexona é utilizada principalmente no tratamento das dependências de opiáceos e de álcool. A combinação destas duas substâncias activas visa influenciar os aspectos fisiológicos e psicológicos da ingestão de alimentos.

Num dos estudos clínicos sobre o Contrave, os participantes que tomaram o medicamento durante um ano perderam, em média, cerca de 5% do seu peso corporal. Isto compara-se com apenas cerca de 1% de perda de peso nos participantes que tomaram um placebo. Esta diferença significativa realça a eficácia de Contrave no apoio à perda de peso.

Um dos principais benefícios do Contrave é a sua capacidade de reduzir os desejos de comer e melhorar o controlo sobre o comportamento alimentar. Isto é particularmente importante para os indivíduos que têm uma forte ligação psicológica à comida, como as pessoas que comem por razões emocionais ou que têm dificuldade em regular a sua saciedade de forma adequada. O modo de ação de Contrave pode ajudar a quebrar os ciclos de desejos e excessos alimentares, o que promove uma perda de peso sustentável.

Além disso, os efeitos psicológicos da bupropiona, como a melhoria do humor e a redução da depressão, podem ajudar os doentes a sentirem-se mais motivados e menos stressados durante o processo de perda de peso. Este pode ser um fator crucial para o sucesso da perda de peso a longo prazo e para a manutenção de um estilo de vida saudável.

Assim, Contrave oferece uma solução eficaz para o controlo do peso, actuando sobre os factores fisiológicos e psicológicos que influenciam o comportamento alimentar. Este duplo modo de ação torna-o uma ferramenta valiosa para os indivíduos que têm dificuldade em controlar o seu peso apenas com dieta e exercício.

Estes estudos são apenas uma pequena amostra de um vasto corpo de investigação dedicado a avaliar a segurança, a eficácia e os efeitos a longo prazo destes medicamentos. Estão a ajudar a definir e a aperfeiçoar as aplicações terapêuticas das injecções para perda de peso, para garantir que são eficazes e seguras para os doentes que delas necessitam.

Estes resultados demonstram não só a eficácia destes medicamentos na perda de peso, mas também o seu potencial para proporcionar mais benefícios para a saúde, reduzindo os factores de risco de doenças crónicas como a diabetes tipo 2 e as doenças cardiovasculares. Estes resultados contribuíram significativamente para o reconhecimento das injecções para perda de peso como opções de tratamento seguras e eficazes para a obesidade e o excesso de peso.

Efeitos a longo prazo e sustentabilidade da redução de peso

A utilização de injecções para perda de peso estabeleceu-se como um método eficaz nos últimos anos, especialmente para pessoas que têm dificuldade em perder peso apenas com dieta e exercício.

Os efeitos a longo prazo das injecções para perda de peso baseadas na ação dos agonistas dos receptores GLP-1 são outro aspeto importante da sua popularidade e eficácia. O apoio contínuo proporcionado por estes medicamentos pode ajudar a alterar o comportamento alimentar a longo prazo. Os doentes aprendem frequentemente a comer porções mais pequenas e a sentir-se saciados mais rapidamente, o que ajuda a melhorar e a estabilizar a gestão do peso. Este mecanismo também ajuda a evitar o efeito ioiô que ocorre frequentemente após o fim das dietas tradicionais, uma vez que o comportamento alimentar original é frequentemente retomado rapidamente.

A eficácia sustentada destes tratamentos é ainda apoiada por estudos que demonstram que os doentes que utilizam esta terapia a longo prazo podem registar uma perda de peso consistente ou uma estabilização bem sucedida do peso. No entanto, é importante que a utilização destas injecções seja encarada como parte de uma abordagem holística que inclua também mudanças no estilo de vida e apoio psicológico, se necessário.

Por conseguinte, não é apenas o efeito direto sobre o comportamento alimentar e o metabolismo que promove a sustentabilidade destes tratamentos, mas também a orientação e a motivação para um estilo de vida mais saudável que pode ser mantido a longo prazo.

A duração da utilização de injecções para perda de peso pode variar muito e é significativamente influenciada pela resposta individual do doente ao tratamento e pela ocorrência de efeitos secundários. Os medicamentos como os agonistas dos receptores GLP-1 são geralmente concebidos para um tratamento a longo prazo e muitos estudos clínicos apoiam a sua utilização durante vários anos, desde que os doentes beneficiem deles e o tratamento seja bem tolerado.

A questão da duração da utilização também nem sempre é fácil de responder porque a obesidade é vista como uma doença crónica que requer uma estratégia de gestão contínua e a longo prazo. As directrizes médicas actuais recomendam frequentemente que essas terapias medicamentosas sejam utilizadas como parte de um plano de tratamento abrangente que é continuado mesmo depois de o peso alvo ter sido atingido, a fim de manter os sucessos alcançados e evitar a recuperação de peso.

A integração de mudanças no estilo de vida é um aspeto importante destes tratamentos. O apoio medicamentoso pode ajudar a facilitar os ajustamentos necessários na dieta e no comportamento de exercício físico, reduzindo a fome e promovendo a saciedade. No entanto, a longo prazo, o objetivo é que os doentes interiorizem estas alterações comportamentais e as mantenham mesmo sem apoio medicamentoso.

Quando a utilização de injecções para perda de peso é interrompida, é importante que os comportamentos aprendidos de alimentação saudável e atividade física regular sejam mantidos. Sem estes esforços contínuos, existe um risco real de recaída em padrões antigos e, consequentemente, de recuperação de peso. Por conseguinte, a decisão de interromper o tratamento deve ser sempre tomada com cuidado e, idealmente, em consulta com um profissional de saúde para garantir uma transição planeada e um apoio contínuo.

A utilização a longo prazo de injecções adelgaçantes é, portanto, geralmente sensata, mas requer, naturalmente, um acompanhamento médico contínuo. Este acompanhamento é necessário para controlar eventuais efeitos secundários ou complicações a longo prazo. Os efeitos secundários mais comuns incluem náuseas, vómitos, diarreia e possíveis irritações no local da injeção. Riscos mais graves, mas raros, podem incluir pancreatite, doenças da vesícula biliar e até formas raras de cancro da tiroide.

Para uma perda de peso eficaz e sustentável, estas injecções devem, em última análise, ser utilizadas como parte importante de um plano de tratamento abrangente. Este plano deve também incluir alterações na dieta, atividade física regular e apoio psicológico. A combinação destas medidas não só reduzirá o peso, como também minimizará o risco de aumento de peso no futuro.

Riscos e efeitos secundários

As injecções para perda de peso são um método cada vez mais popular e frequentemente muito útil para apoiar a perda de peso. No entanto, a utilização destes medicamentos comporta também potenciais efeitos secundários e riscos que podem ser relevantes tanto a curto como a longo prazo.

Efeitos secundários comuns

As injecções para perda de peso, especialmente as que se baseiam nos agonistas dos receptores GLP-1, conduzem frequentemente a queixas gastrointestinais.

O organismo pode demorar algum tempo a adaptar-se ao medicamento e, durante esse período, podem ocorrer sintomas como náuseas, vómitos, diarreia e obstipação. Estes efeitos diminuem frequentemente após um período de familiarização, uma vez que o organismo desenvolve uma certa tolerância ao medicamento. Este é um aspeto importante a ter em conta pelos doentes, uma vez que um bom controlo dos sintomas e a adaptação do estilo de vida podem ajudar a gerir melhor a fase inicial do tratamento.

Para além dos problemas digestivos, podem surgir como efeitos secundários dores de cabeça, tonturas e um aumento do ritmo cardíaco. Estes sintomas fazem igualmente parte da reação de adaptação do organismo ao medicamento. As dores de cabeça e as tonturas podem ser causadas por alterações da circulação sanguínea e da hidratação induzidas pelo medicamento. O aumento do ritmo cardíaco pode ser causado pelo efeito estimulante do medicamento no sistema cardiovascular.

É muito importante que os doentes que apresentem estes efeitos secundários recebam cuidados médicos atentos. A monitorização regular por parte dos profissionais de saúde ajuda a vigiar os efeitos secundários e a reagir atempadamente se forem necessários ajustes à terapêutica. Isto pode incluir o ajuste da dose ou a alteração da medicação, especialmente se os efeitos secundários persistirem ou forem particularmente incómodos.

A cooperação estreita com o médico assistente é, por conseguinte, essencial para garantir um tratamento seguro e eficaz. Se necessário, o médico pode efetuar ajustamentos terapêuticos para melhorar a tolerabilidade da medicação e aumentar a qualidade de vida do doente durante o tratamento.

Efeitos secundários raros

Os efeitos secundários raros dos medicamentos que contêm agonistas dos receptores GLP-1 podem ser graves e causar problemas de saúde a longo prazo.

A ligação entre a utilização de agonistas dos receptores GLP-1 e a ocorrência de pancreatite é uma questão crítica na consideração destes medicamentos para perda de peso.

A pancreatite, uma inflamação do pâncreas, é uma doença potencialmente fatal que pode ser aguda ou crónica. Os sintomas da pancreatite aguda incluem dor abdominal intensa, náuseas, vómitos, febre e pulso rápido. A pancreatite crónica pode levar a dores abdominais persistentes, indigestão e até diabetes, uma vez que o pâncreas fica danificado com o tempo.

Os mecanismos exactos pelos quais os agonistas dos receptores GLP-1 podem causar pancreatite ainda não são totalmente conhecidos. Algumas teorias sugerem que estes medicamentos podem afetar a secreção de enzimas digestivas, levando à ativação prematura destas enzimas e atacando o pâncreas. Também pode acontecer que os medicamentos afectem o fluxo sanguíneo para o pâncreas, o que pode levar à inflamação.

Nos doentes com antecedentes de doença pancreática ou que apresentem factores de risco de pancreatite (como certos hábitos alimentares ou consumo de álcool), a utilização de agonistas dos receptores GLP-1 deve ser considerada com especial precaução. Estes doentes devem ser acompanhados de perto e devem ser tomadas medidas médicas imediatas ao primeiro sinal de sintomas sugestivos de uma possível pancreatite.

A decisão de utilizar estes medicamentos deve ser sempre baseada numa avaliação individual do risco-benefício, tendo em conta o historial de saúde do doente, as possíveis alternativas de perda de peso e a gravidade da obesidade. A monitorização cuidadosa durante a terapêutica é essencial para garantir o bem-estar do doente e para reconhecer e tratar complicações graves, como a pancreatite, numa fase precoce.

Doenças da vesícula biliar

A doença da vesícula biliar é outro efeito secundário possível da utilização de injecções para perda de peso, especialmente em conjunto com processos de perda de peso rápida. Os cálculos biliares e a colecistite (uma inflamação da vesícula biliar) são duas condições comuns que podem ocorrer neste contexto.

Os cálculos biliares formam-se quando partículas sólidas se acumulam e endurecem na bílis. Estas pedras podem variar em tamanho e composição, sendo as pedras de colesterol as mais comuns. A vesícula biliar é utilizada para armazenar a bílis, que é produzida pelo fígado e é necessária para digerir as gorduras. Se perder muito peso, a composição da bílis pode alterar-se, o que favorece a formação de cálculos biliares. Se a perda de peso for muito rápida, este facto pode aumentar o risco porque a vesícula biliar é esvaziada com menos frequência e a bílis permanece na vesícula biliar durante mais tempo, aumentando a probabilidade de formação de cálculos.

A colecistite ocorre quando os cálculos biliares bloqueiam a saída da bílis, provocando uma inflamação. Este bloqueio pode causar dor intensa na parte superior direita do abdómen, febre e vómitos. A colecistite não tratada pode levar a complicações mais graves, incluindo a rutura da vesícula biliar.

O tratamento da doença da vesícula biliar envolve frequentemente a administração de medicamentos para a dor e, em alguns casos, a remoção da vesícula biliar através de um procedimento cirúrgico conhecido como colecistectomia. A prevenção de cálculos biliares e colecistite em doentes em terapia de perda de peso com agonistas dos receptores GLP-1 pode exigir uma estratégia de perda de peso menos agressiva para evitar alterações abruptas na vesícula biliar.

Para os doentes que utilizam injecções para emagrecer e que estão em risco de contrair doenças da vesícula biliar, pode ser aconselhável moderar o processo de perda de peso e escolher uma dieta que inclua refeições regulares para esvaziar regularmente a vesícula biliar. É igualmente importante um acompanhamento médico rigoroso para poder reagir precocemente aos sinais de doença da vesícula biliar.

Problemas renais

Os problemas renais são outro problema com a utilização dos agonistas dos receptores GLP-1, especialmente para as pessoas que já sofrem de insuficiência renal.

Estes medicamentos podem afetar a função renal e agravar os problemas renais existentes.

Os rins desempenham um papel central na filtração e eliminação de produtos residuais do sangue e na regulação do equilíbrio de fluidos e electrólitos. A deterioração da função renal pode levar a uma acumulação de toxinas no organismo, o que pode causar uma série de problemas de saúde.

Os possíveis mecanismos pelos quais os agonistas dos receptores GLP-1 podem causar ou agravar problemas renais incluem

- Desidratação: Os efeitos secundários, como náuseas e vómitos, podem levar à perda de líquidos, o que sobrecarrega os rins.
- Alteração da circulação sanguínea: O medicamento pode afetar a circulação sanguínea nos rins, o que pode prejudicar a função renal.
- Toxicidade direta: Existem provas de que alguns agonistas dos receptores GLP-1 podem ter efeitos tóxicos directos nas células renais.

Para os doentes que já sofrem de disfunção renal, é importante monitorizar cuidadosamente a função renal durante o tratamento com agonistas dos receptores GLP-1. Isto inclui análises sanguíneas regulares para verificar a função renal, em particular os níveis de creatinina e ureia no sangue, e análises à urina para avaliar a excreção de proteínas e outras funções renais.

Uma deterioração da função renal durante o tratamento pode exigir o ajustamento da dose do medicamento ou a interrupção total do tratamento. Além disso, devem ser tomadas medidas para garantir uma hidratação adequada e minimizar os factores de risco que podem levar a uma sobrecarga renal.

Nos casos em que é detectada uma deterioração da função renal, deve ser efectuada uma avaliação completa por um nefrologista ou por um especialista adequado para discutir as opções de tratamento apropriadas e minimizar o risco de danos adicionais. Este facto sublinha a importância de cuidados holísticos e de uma monitorização cuidadosa dos doentes que utilizam estes medicamentos que podem mudar a sua vida.

Carcinoma da tiroide

O aumento do risco de cancro da tiroide, em particular de carcinoma medular da tiroide, com a utilização de agonistas dos receptores GLP-1 é outro efeito secundário tão grave como raro e que requer uma atenção especial. Estas preocupações têm origem em estudos pré-clínicos em que foi observado um aumento da taxa de tumores da tiroide em roedores tratados com agonistas dos receptores GLP-1. Embora estes resultados nem sempre sejam diretamente transponíveis para os seres humanos, este facto levou a uma maior vigilância e precaução na prescrição destes medicamentos.

O carcinoma medular da tiroide é uma forma rara de cancro da tiroide que surge a partir das células parafoliculares (células C) da glândula tiroide. Este tipo de cancro pode ser agressivo e difícil de tratar quando se espalha. A ligação entre os agonistas dos receptores GLP-1 e o risco de cancro medular da tiroide é vista como uma potencial estimulação direta do crescimento celular pelo medicamento.

Para os doentes com história familiar de carcinoma medular da tiroide ou que sofrem de neoplasia endócrina múltipla tipo 2 (MEN 2), a utilização de agonistas dos receptores GLP-1 não é geralmente recomendada. A MEN 2 é uma doença genética associada a um risco elevado de carcinoma medular da tiroide e de outras doenças endócrinas.

Os doentes que estão a ser tratados com agonistas dos receptores GLP-1 devem ser alertados para possíveis sintomas de problemas da tiroide, como inchaço ou caroços na garganta, rouquidão, dificuldade em engolir ou problemas respiratórios. Os exames regulares da tiroide podem fazer parte do plano de monitorização, especialmente para os doentes com risco acrescido.

Por conseguinte, pode dizer-se que o risco potencial de cancro da tiroide é uma consideração séria quando se utilizam agonistas dos receptores GLP-1 e requer uma análise cuidadosa da relação risco-benefício por parte do médico assistente, especialmente em grupos de alto risco.

A retinopatia diabética é outra complicação grave da diabetes que é causada por danos nos vasos sanguíneos da retina e pode levar à perda de visão. Embora os agonistas dos receptores GLP-1 sejam utilizados principalmente para o tratamento da diabetes tipo 2 e para a perda de peso e tenham muitos efeitos positivos nos níveis de glicose no sangue e no perfil metabólico geral, existem relatórios que sugerem uma associação entre a utilização destes medicamentos e o desenvolvimento ou agravamento da retinopatia diabética.

Os mecanismos exactos pelos quais os agonistas dos receptores GLP-1 podem contribuir para a retinopatia não são totalmente conhecidos. Uma teoria sugere que as alterações rápidas dos níveis de glicose no sangue, que podem ser causadas pelo forte efeito de redução da glucose no sangue dos agonistas dos receptores GLP-1, podem levar à desestabilização dos vasos sanguíneos da retina. Outra possibilidade poderia ser que os medicamentos tenham efeitos indirectos no sistema vascular, levando a uma deterioração da saúde da retina.

Devido a estes riscos potenciais, é importante que os doentes que utilizam agonistas dos receptores GLP-1 e que já têm diabetes tipo 2 sejam examinados regularmente por um oftalmologista. Normalmente, isto inclui exames anuais ao fundo do olho. Isto implica examinar a parte de trás do olho para detetar sinais de danos nos vasos sanguíneos. Pode também ser efectuada uma tomografia de coerência ótica (OCT), um exame de imagem que fornece imagens detalhadas das estruturas do olho e pode reconhecer sinais precoces de lesões.

Para os doentes com doença ocular existente ou para os que têm factores de risco de desenvolver retinopatia diabética, estes exames podem ser necessários com maior frequência. É igualmente aconselhável que todos os doentes que utilizam agonistas dos receptores GLP-1 sejam informados dos sintomas da retinopatia diabética, tais como visão turva, dificuldade em ver cores, escurecimento ou áreas em branco no campo de visão e aparecimento súbito de manchas ou pontos "flutuantes" que podem indicar hemorragia no olho.

A monitorização regular e a deteção precoce podem minimizar os riscos de uma deficiência visual grave e iniciar o tratamento adequado, se necessário.

Tendo em conta estes efeitos secundários raros mas potencialmente graves, é importante que tanto os médicos como os doentes estejam bem informados e efectuem controlos de saúde regulares para garantir que o tratamento continua a ser seguro. Se houver sinais destes efeitos secundários graves, deve procurar-se imediatamente ajuda médica e o tratamento deve ser ajustado em conformidade.

A utilização a longo prazo de injecções para perda de peso, em particular as que contêm agonistas dos receptores GLP-1, pode apresentar riscos potenciais para a saúde que devem ser considerados ao tomar decisões de tratamento. Estes medicamentos actuam estimulando o recetor de GLP-1, o que resulta numa melhor secreção de insulina, numa menor libertação de glucagon e num esvaziamento gástrico retardado. Estes mecanismos não só apoiam a perda de peso, mas também têm efeitos em vários sistemas de órgãos que levam a preocupações com a utilização a longo prazo.

Riscos para determinados sistemas de órgãos

- Função renal: Como já foi referido, os agonistas dos receptores GLP-1 podem exercer uma pressão adicional sobre os rins em pessoas com insuficiência renal pré-existente. Os possíveis mecanismos para tal incluem a desidratação através de náuseas ou vómitos e efeitos directos na função renal. A utilização a longo prazo pode aumentar o risco de lesões renais, sendo necessário um controlo regular da função renal.
- Pancreatite: O risco de pancreatite crónica ou recorrente é também uma consideração séria, especialmente para os doentes com antecedentes desta doença. A estimulação do recetor de GLP-1 pode potencialmente levar a uma alteração na

secreção de enzimas digestivas, o que pode aumentar o risco de inflamação.

Efeitos hormonais e celulares a longo prazo

- Equilíbrio hormonal: A utilização crónica de agonistas dos receptores GLP-1 afecta o equilíbrio hormonal, nomeadamente as hormonas associadas ao metabolismo da glicose. Este facto pode ter efeitos a longo prazo no metabolismo, cujas consequências totais ainda não são conhecidas.

- Regulação do crescimento celular: Alguns estudos sugerem que a estimulação a longo prazo do recetor de GLP-1 pode afetar o crescimento de determinados tipos de células, aumentando potencialmente o risco de determinados cancros, como o carcinoma medular da tiroide. Estas preocupações baseiam-se principalmente em estudos com animais e requerem mais investigação para compreender a sua relevância nos seres humanos.

Recomendações para uma utilização a longo prazo

Devido a estes riscos potenciais, recomenda-se geralmente que a utilização de agonistas dos receptores GLP-1 seja cuidadosamente monitorizada, especialmente em doentes com doenças pré-existentes ou factores de risco para as doenças acima referidas. Os exames médicos

regulares, incluindo análises ao sangue e testes funcio-
nais dos sistemas de órgãos afectados, são cruciais para
reconhecer potenciais efeitos adversos numa fase inicial
e ajustar o tratamento em conformidade.

Uma visão holística da saúde do doente e uma análise
regular da relação risco-benefício da terapêutica são essenciais para garantir que os benefícios da perda de peso
compensam os potenciais riscos a longo prazo. Nalguns
casos, isto pode significar considerar terapias alternativas ou ajustar a dosagem para minimizar o risco de danos para a saúde a longo prazo.

Riscos para determinados sistemas de órgãos

A utilização de agonistas dos receptores de GLP-1 pode
colocar uma pressão adicional sobre os rins em pessoas
com **insuficiência renal** pré-existente, uma vez que estes
medicamentos podem ter efeitos directos e indirectos sobre a função renal.

Os efeitos indirectos incluem a desidratação causada por
efeitos secundários como as náuseas e os vómitos. Estes
sintomas são particularmente frequentes no início da terapêutica e podem exercer pressão sobre os rins, uma
vez que estes têm menos líquidos disponíveis para os
processos de filtração necessários. Os efeitos directos
dos medicamentos na função renal ainda não são totalmente conhecidos, mas pensa-se que podem afetar a
forma como o sangue flui através dos rins e é filtrado.

Com o uso prolongado destes medicamentos, existe a preocupação de que os efeitos cumulativos possam levar a uma deterioração progressiva da função renal, particularmente em doentes que já sofrem de insuficiência renal. Isto pode aumentar o risco de doenças graves, como a doença renal crónica ou mesmo a insuficiência renal. Por este motivo, é crucial monitorizar regularmente a função renal. Isto inclui análises ao sangue para determinar a creatinina sérica e a taxa de filtração glomerular, que são indicadores importantes do desempenho dos rins. Também podem ser efectuadas análises adicionais à urina para detetar sinais precoces de lesão renal, como a presença de proteínas na urina.

Se houver sinais de deterioração da função renal, pode ser necessário ajustar a dosagem do medicamento ou mesmo considerar um tratamento alternativo. Estas decisões devem ser tomadas em estreita colaboração com um médico para garantir a segurança e a eficácia do tratamento e para proteger a saúde e a qualidade de vida do doente.

As preocupações sobre o risco de **pancreatite** crónica ou recorrente com a utilização de agonistas dos receptores GLP-1 são também particularmente relevantes para os doentes com antecedentes desta doença. Estes medicamentos, normalmente utilizados no tratamento da diabetes tipo 2 e na perda de peso, actuam estimulando o recetor GLP-1, que provoca várias respostas fisiológicas no organismo, incluindo a secreção de enzimas digestivas.

A estimulação do recetor de GLP-1 pode causar um aumento da secreção de enzimas digestivas do pâncreas antes de os alimentos chegarem ao intestino, o que pode levar à ativação prematura destas enzimas. Normalmente, estas enzimas só se tornam activas no intestino, onde podem trabalhar em segurança para digerir os alimentos. No entanto, se forem activadas demasiado cedo, podem atacar o tecido pancreático, provocando uma inflamação. Este mecanismo pode aumentar o risco de desenvolvimento ou agravamento da pancreatite em doentes que utilizam agonistas dos receptores GLP-1.

O tratamento e a gestão dos doentes susceptíveis à pancreatite e que utilizam agonistas dos receptores GLP-1 requerem, por conseguinte, uma monitorização particularmente cuidadosa. Os sintomas de pancreatite incluem dor abdominal intensa que pode irradiar para as costas, náuseas, vómitos, febre e ritmo cardíaco acelerado. Se estes sintomas ocorrerem, os doentes devem procurar ajuda médica imediatamente.

Além disso, o prestador de cuidados de saúde deve considerar cuidadosamente os riscos e benefícios da continuação da terapêutica com agonistas dos receptores GLP-1. Em alguns casos, pode ser necessário ajustar o tratamento ou escolher abordagens terapêuticas alternativas para minimizar o risco de pancreatite. Estas decisões devem ser tomadas numa base individual, tendo em conta a história clínica completa do doente e as suas circunstâncias pessoais, a fim de garantir um tratamento seguro e eficaz.

A utilização a longo prazo dos agonistas dos receptores GLP-1 e o seu impacto no equilíbrio hormonal é uma consideração importante para o tratamento, particularmente em doenças crónicas como a diabetes tipo 2 e a obesidade.

Estes medicamentos não só regulam os níveis de glicose no sangue influenciando a secreção de insulina e retardando o esvaziamento gástrico, como também têm um efeito em várias hormonas envolvidas na regulação do metabolismo da glicose.

Os agonistas dos receptores GLP-1 estimulam a secreção de insulina, uma hormona essencial que ajuda a regular os níveis de açúcar no sangue após uma refeição, promovendo a absorção de glicose pelas células. Ao mesmo tempo, estes medicamentos suprimem a libertação de glucagon, uma hormona produzida pelo pâncreas para aumentar o açúcar no sangue, promovendo a libertação do açúcar armazenado no fígado. Ao diminuir a secreção de glucagon, os agonistas dos receptores GLP-1 ajudam a reduzir a produção hepática de glicose, o que diminui ainda mais os níveis de glicose no sangue.

Estas alterações no equilíbrio da insulina e do glucagon podem levar a um controlo eficaz dos níveis de glicose no sangue, mas os efeitos a longo prazo destas alterações hormonais ainda não são totalmente conhecidos. É possível que a interferência crónica nestas hormonas afecte outras vias metabólicas, como o metabolismo dos lípidos ou a homeostase energética, o que poderia conduzir a efeitos adversos.

Estes medicamentos podem também ter influência no peso corporal, aumentando a sensação de saciedade e contribuindo assim para a perda de peso. Este efeito é largamente positivo, mas a manipulação persistente das hormonas da saciedade e do metabolismo energético pode perturbar o equilíbrio natural da fome e da saciedade a longo prazo.

Tendo em conta estes potenciais efeitos, é importante que os médicos e os doentes monitorizem cuidadosamente os efeitos hormonais dos agonistas dos receptores GLP-1 e efectuem avaliações regulares para reconhecer e gerir quaisquer potenciais efeitos metabólicos adversos numa fase inicial. A decisão de continuar esta terapêutica deve ter sempre em conta a resposta individual de cada doente e incluir uma avaliação contínua da relação risco-benefício para garantir a saúde e o bem-estar ideais do doente a longo prazo.

De acordo com alguns estudos, a estimulação a longo prazo do recetor GLP-1 por certos medicamentos para a diabetes e para o controlo do peso pode também influenciar o crescimento celular e aumentar potencialmente o risco de certos tipos de cancro, incluindo o carcinoma medular da tiroide. Estas conclusões baseiam-se principalmente em estudos com animais, o que torna difícil interpretar e transferir os resultados para os seres humanos.

Estudos realizados em animais mostraram igualmente que a ativação do recetor de GLP-1 não só influencia os processos metabólicos, como também promove o crescimento e a diferenciação de determinados tipos de células. Alguns estudos mostraram um aumento da taxa de hiperplasia das células C e de tumores em roedores, nomeadamente na glândula tiroide. As células C são responsáveis pela produção de calcitonina e a sua hiperatividade pode conduzir ao carcinoma medular da tiroide, um tipo de cancro raro mas frequentemente agressivo.

A relevância destes resultados para os seres humanos continua a ser controversa. Embora estes dados baseados em animais indiquem um potencial aumento do risco, não foram claramente demonstrados efeitos comparáveis na utilização clínica em seres humanos. No entanto, estes resultados levam a uma maior precaução e a uma monitorização mais rigorosa dos doentes tratados com agonistas dos receptores GLP-1, especialmente os que têm uma história familiar de carcinoma medular da tiroide ou de doenças genéticas como a neoplasia endócrina múltipla tipo 2, que já correm um risco acrescido de contrair estes cancros.

Tendo em conta estes riscos potenciais, recomenda-se que os doentes que utilizam agonistas dos receptores GLP-1 façam exames regulares à tiroide para detetar sinais precoces de hiperplasia das células C ou outras alterações anormais. Simultaneamente, é necessária investigação científica contínua para compreender os mecanismos pelos quais estes medicamentos afectam o crescimento celular e para determinar a dimensão do risco para os seres humanos. Este conhecimento é fundamental para garantir a segurança da terapêutica com agonistas dos receptores GLP-1 e para tomar decisões terapêuticas informadas que equilibrem os benefícios a longo prazo com os potenciais riscos.

Contra-indicações

A utilização de injecções para perda de peso, especialmente as que contêm agonistas dos receptores GLP-1, está contra-indicada em determinados grupos de doentes devido ao risco acrescido de efeitos secundários ou complicações graves. As contra-indicações importantes incluem:

- Carcinoma medular da tiroide e neoplasia endócrina múltipla tipo 2 (MEN 2): As pessoas com antecedentes pessoais ou familiares destas doenças devem evitar os agonistas dos receptores GLP-1. O carcinoma medular da tiroide é uma forma rara de cancro da tiroide que surge a partir das células C da glândula tiroide. A MEN 2 é uma doença genética que conduz a várias formas de neoplasia endócrina, incluindo o carcinoma medular da tiroide. A utilização de agonistas dos receptores GLP-1 pode aumentar o risco de desenvolvimento destes cancros devido ao potencial efeito estimulador do crescimento das células C.

- Insuficiência renal grave: Os doentes com insuficiência renal grave ou doença renal devem também ser cautelosos ou evitar os agonistas dos receptores GLP-1. Como já foi referido, estes medicamentos podem exercer uma pressão adicional sobre a função renal, especialmente se já existir uma insuficiência renal. A insuficiência da função renal pode prejudicar a excreção do medicamento e levar à sua acumulação, o que aumenta o risco de efeitos secundários.

- Pancreatite: Os doentes que sofrem de pancreatite ou que têm antecedentes desta doença devem abster-se de utilizar agonistas dos receptores GLP-1. Os medicamentos podem aumentar o risco de recorrência da pancreatite ou de agravamento da doença, uma vez que podem afetar a secreção de enzimas digestivas, o que pode levar à inflamação.

- Doenças gastrointestinais: Os doentes com doenças gastrointestinais graves devem utilizar os agonistas dos receptores GLP-1 com precaução. Como estes medicamentos podem frequentemente causar efeitos secundários como náuseas, vómitos, diarreia e obstipação, podem exacerbar doenças existentes como a síndrome do intestino irritável, a colite ulcerosa ou a doença de Crohn.

- Gravidez e aleitamento: Não existem dados suficientes sobre a segurança dos agonistas dos receptores GLP-1 durante a gravidez e o aleitamento. Como precaução, estes medicamentos devem ser evitados durante estes períodos, a menos que o benefício seja claramente superior ao risco para o feto ou o bebé.

- Doença cardiovascular: Embora os agonistas dos receptores de GLP-1 possam ter alguns efeitos benéficos no sistema cardiovascular, os indivíduos com doença cardiovascular grave, como insuficiência cardíaca avançada ou angina instável, devem considerar a utilização destes medicamentos apenas sob supervisão médica rigorosa.

- Doença hepática grave: Os indivíduos com doença hepática grave devem também ter cuidado ou evitar a utilização de agonistas dos receptores GLP-1. O fígado desempenha um papel central no metabolismo de muitos medicamentos, e uma função hepática deficiente pode afetar o processamento destes agentes, levando a concentrações aumentadas no organismo e a efeitos potencialmente tóxicos.

- Reacções alérgicas graves: Os doentes que tenham tido reacções alérgicas graves a componentes agonistas dos receptores GLP-1 no passado não devem utilizar este medicamento. As reacções alérgicas podem variar desde erupções cutâneas a anafilaxia, uma reação potencialmente fatal.

- Abuso de álcool: Os indivíduos que atualmente abusam do álcool ou que têm um historial de abuso de álcool também devem ser cautelosos, uma vez que o álcool pode provocar stress no pâncreas e aumentar ainda mais o risco de pancreatite. Os agonistas dos receptores GLP-1 podem aumentar ainda mais este risco.

Para os doentes que sofrem de qualquer uma das doenças acima referidas, é importante considerar tratamentos alternativos e trabalhar em estreita colaboração com os prestadores de cuidados de saúde para desenvolver um plano de tratamento seguro e eficaz. Estas precauções ajudarão a minimizar o risco de complicações graves e a proteger a saúde dos doentes.

Medidas de precaução

Ao utilizar os agonistas dos receptores GLP-1, é essencial tomar precauções especiais, especialmente para as pessoas que já sofrem de doenças crónicas. Estes medicamentos podem potencialmente agravar os problemas de saúde existentes. Por conseguinte, o acompanhamento exaustivo e regular por profissionais de saúde é crucial para garantir a segurança e a eficácia do tratamento.

O controlo regular deve incluir os seguintes aspectos:

- Análises ao sangue: São essenciais para monitorizar as alterações dos níveis de glicose no sangue, a função renal, a função hepática e outros parâmetros importantes que podem ser afectados pela medicação. As análises ao sangue também ajudam a avaliar a eficácia do tratamento e a reconhecer sinais precoces de complicações.

- Monitorização da função renal: Uma vez que os agonistas dos receptores GLP-1 podem provocar danos adicionais em doentes com insuficiência renal, é particularmente importante verificar regularmente a função renal. Testes como a medição da creatinina sérica e o cálculo da taxa de filtração glomerular (TFG) são padrão.
- Ajustes de dosagem: Dependendo das reacções individuais à terapia e dos resultados dos controlos regulares, pode ser necessário ajustar a dosagem. Isto é particularmente importante para os doentes que apresentam sinais de efeitos secundários ou nos quais a função renal ou hepática se deteriora.

Para além disso, os doentes devem ser informados sobre os possíveis efeitos secundários e sintomas que podem indicar complicações graves. Estes incluem queixas gastrointestinais, alterações na urina, perda de peso inexplicável, amarelecimento da pele ou dos olhos e dor abdominal intensa. Estes sintomas requerem uma avaliação médica imediata.

A cooperação estreita entre os doentes e os prestadores de cuidados de saúde é importante para garantir a utilização segura dos agonistas dos receptores GLP-1. Os doentes devem ser encorajados a comparecer a todas as consultas médicas e a comunicar sem demora quaisquer alterações do seu estado de saúde. Esta abordagem pro-activa ajudará a minimizar os riscos potenciais e a maxi-mizar os benefícios terapêuticos deste tratamento.

Mistura de diferentes medicamentos

A combinação ou mistura de diferentes medicamentos para perda de peso sob a forma de injecções deve ser tratada com precaução e não é recomendada sem a orientação e supervisão expressa de um profissional de saúde qualificado. Os diferentes agentes utilizados para a perda de peso têm mecanismos e modos de ação específicos, pelo que a sua combinação pode resultar em interacções imprevistas, efeitos secundários ou riscos para a saúde.

- Interacções farmacológicas: Diferentes medicamentos para perda de peso, como os agonistas dos receptores GLP-1 (por exemplo, liraglutide, semaglutide), têm propriedades farmacológicas diferentes. A combinação destes medicamentos pode levar a um aumento ou diminuição do efeito de um ou de ambos os medicamentos ou mesmo a novos efeitos secundários.

- Aumento dos efeitos secundários: Alguns dos efeitos secundários mais comuns dos agonistas GLP-1 incluem náuseas, vómitos, diarreia e possível irritação no local da injeção. A combinação de vários destes medicamentos pode aumentar o risco e a gravidade destes efeitos secundários.

- Orientações regulamentares e clínicas: Até à data, existem poucos dados clínicos sobre a segurança e a eficácia da combinação de diferentes injecções para perda de peso. Os medicamentos são geralmente aprovados para utilização com base em ensaios clínicos que demonstram a sua segurança e eficácia como monoterapia ou numa terapia de combinação específica.

Qualquer tipo de terapia combinada só deve ser utilizada sob a supervisão e com a autorização de um profissional de saúde. É importante que os doentes informem os seus médicos de todos os medicamentos que estão a tomar, incluindo os utilizados para perder peso.

Que injeção adelgaçante para quem?

Como se viu, existem vários tipos de medicamentos no mercado que diferem no seu modo de ação e áreas de aplicação. A seleção de um medicamento adequado depende de vários factores, incluindo o historial de saúde individual, a presença de doenças concomitantes, a tolerabilidade e as recomendações do médico assistente.

Seleção por preparação

Eis alguns dos tipos mais comuns de injecções para perda de peso e as suas aplicações típicas:

Agonistas dos receptores GLP-1 (Wegovy, Saxenda, Trulicity)

A classe dos agonistas dos receptores GLP-1 (agonistas do péptido-1 semelhante ao glucagon) é particularmente eficaz no tratamento do excesso de peso e da obesidade, especialmente em pessoas com diabetes de tipo 2 ou pré-diabetes. Os medicamentos mais conhecidos desta classe incluem o liraglutide (Saxenda), o semaglutide (Wegovy) e o dulaglutide (Trulicity). Estes medicamentos utilizam uma abordagem inovadora para o controlo do peso e a regulação da glicose no sangue, imitando e modulando os mecanismos do próprio organismo.

Os agonistas dos receptores GLP-1 imitam a ação da hormona natural GLP-1, que é produzida no intestino e desempenha um papel na regulação dos níveis de glicose no sangue e do apetite. Os principais efeitos destes medicamentos incluem

Aumento da secreção de insulina

Os agonistas dos receptores GLP-1 utilizam a hormona glucagon-like peptide-1, que é produzida no intestino e desempenha um papel central na regulação dos níveis de açúcar no sangue. Quando são ingeridos alimentos e o açúcar no sangue aumenta, o GLP-1 liga-se a receptores nas células beta do pâncreas. Esta ligação faz com que as células beta libertem mais insulina, uma hormona que é necessária para transportar a glucose do sangue para as células. Isto leva a uma descida dos níveis de glucose no sangue. Ao mesmo tempo, o GLP-1 ajuda a suprimir a produção de glucagon, uma hormona produzida pelas células alfa do pâncreas que aumenta os níveis de glicose no sangue ao estimular o fígado a libertar a glicose armazenada. A redução do glucagon ajuda a manter os níveis de açúcar no sangue estáveis após uma refeição.

Este duplo modo de ação do GLP-1 é particularmente benéfico no tratamento da diabetes de tipo 2, uma vez que ajuda a regular os níveis de glicose no sangue de forma mais eficaz, reduzindo simultaneamente a probabilidade de picos e mínimos de glicose no sangue. Como os agonistas dos receptores de GLP-1 aumentam a secreção de insulina de forma dependente da glicose, a secreção de insulina só aumenta quando a glicemia é elevada, mas não quando a glicemia é baixa, reduzindo o risco de hipoglicemia. Para além de melhorarem o controlo glicémico, estes medicamentos oferecem também o benefício da perda de peso, aumentando a saciedade e retardando o esvaziamento gástrico, o que, em última análise, leva a uma menor ingestão de calorias. Estas propriedades fazem dos agonistas dos receptores GLP-1 uma opção de tratamento eficaz que não só melhora os níveis de glicose no sangue, como também contribui para a melhoria global da saúde, ajudando na gestão do peso.

Redução da libertação de glucagon

Os agonistas dos receptores GLP-1 influenciam não só a produção de insulina, mas também a quantidade da hormona glucagon, que é segregada pelo pâncreas. Normalmente, o glucagon ajuda a aumentar os níveis de glicose no sangue, estimulando o fígado a libertar a glicose armazenada na corrente sanguínea. Ao reduzir a produção de glucagon, estes medicamentos podem baixar os níveis de açúcar no sangue de forma mais eficaz. Esta redução é fundamental porque ajuda a atenuar os picos de açúcar no sangue induzidos pelas refeições, melhorando assim a estabilidade do açúcar no sangue ao longo do dia.

Isto é particularmente importante para o tratamento da diabetes tipo 2, em que o controlo consistente da glicemia é crucial para evitar complicações de saúde a longo prazo.

Atraso no esvaziamento gástrico

Os agonistas dos receptores GLP-1 afectam a velocidade a que os alimentos saem do estômago, retardando o esvaziamento gástrico. Este efeito tem benefícios no controlo do peso e na gestão da diabetes tipo 2. Quando os alimentos permanecem no estômago durante mais tempo, isto leva a uma sensação prolongada de saciedade. Esta sensação prolongada de saciedade pode ajudar as pessoas a comerem com menos frequência ou a comerem porções mais pequenas, uma vez que a vontade de comer é atenuada pela sensação de saciedade.

O esvaziamento mais lento do estômago também desempenha um papel importante na regulação do açúcar no sangue. Como os alimentos entram mais lentamente no intestino delgado, a glucose é libertada no sangue de forma mais gradual, resultando numa curva de açúcar no sangue mais uniforme e menos irregular após as refeições. Isto ajuda a reduzir os típicos picos de açúcar no sangue após as refeições, que são comuns em pessoas com diabetes e podem levar a problemas de saúde a longo prazo.

Além disso, o esvaziamento gástrico mais lento induzido pelos agonistas dos receptores GLP-1 apoia eficazmente a gestão do peso. Ao aumentar e prolongar a sensação de saciedade, estes medicamentos ajudam as pessoas a consumir menos calorias, o que pode promover a perda de peso. Este mecanismo é particularmente valioso, uma vez que o excesso de peso e a obesidade estão intimamente ligados ao desenvolvimento e agravamento da diabetes de tipo 2. A capacidade destes medicamentos para influenciar positivamente tanto o controlo glicémico como o peso corporal torna-os uma opção importante na estratégia de tratamento dos doentes obesos com diabetes de tipo 2.

Regulação do apetite

Os agonistas dos receptores GLP-1 têm um efeito interessante que vai para além dos efeitos directos no estômago e no pâncreas. Estes medicamentos também afectam o cérebro, levando a uma melhor regulação do apetite e da saciedade. Fazem-no actuando em áreas específicas do cérebro responsáveis pela regulação da fome e da ingestão de alimentos. Ao ativar estas áreas do cérebro, a sensação de saciedade aumenta e o apetite diminui, levando os doentes a comer menos.

A capacidade destes medicamentos para interferir diretamente com o sistema nervoso central e amplificar os sinais de bem-estar e plenitude é crucial para o seu sucesso no apoio à perda de peso. Este processo conduz a uma redução da ingestão de calorias, porque a sensação prolongada de saciedade facilita a ingestão de refeições mais pequenas e a redução de petiscos. Esta redução da ingestão de calorias é uma consequência natural do facto de se sentir menos fome.

Além disso, o efeito dos agonistas dos receptores GLP-1 no cérebro ajuda os doentes a mudar os seus hábitos alimentares e a fazer escolhas mais saudáveis, o que pode levar a um controlo de peso mais sustentável a longo prazo. Esta mudança de comportamento é particularmente valiosa, uma vez que ajuda a quebrar o ciclo frequentemente difícil de dietas e aumento de peso que afecta muitas pessoas com obesidade.

De um modo geral, os agonistas dos receptores GLP-1 permitem aos doentes controlar a ingestão de calorias e conseguir uma perda de peso a longo prazo através de uma combinação de efeitos físicos e psicológicos. Esta abordagem holística do tratamento da obesidade e da diabetes de tipo 2 torna-os uma opção valiosa na terapia médica moderna.

Aplicação clínica e benefícios

Para os indivíduos com diabetes tipo 2 ou pré-diabetes, estes medicamentos têm uma dupla função, ajudando a reduzir o peso e a melhorar o controlo glicémico. O controlo do peso é uma parte essencial do tratamento da diabetes tipo 2, uma vez que o excesso de peso e a obesidade podem exacerbar a resistência à insulina, o que agrava ainda mais a doença.

Os efeitos secundários mais frequentes dos agonistas dos receptores GLP-1 são problemas gastrointestinais, como náuseas, vómitos, diarreia e obstipação. Estes efeitos secundários são geralmente ligeiros a moderados e melhoram frequentemente com o tempo. Existem também riscos raros, mas mais graves, como a pancreatite, problemas renais e possíveis tumores da tiroide, que devem ser considerados antes de iniciar o tratamento.

Análogos da amilina (Symlin)

Os análogos da amilina, como o pramlintide (Symlin), representam uma classe especial de medicamentos para a diabetes que são utilizados como complemento da terapêutica com insulina. O pramlintide é um análogo sintético da hormona humana amilina, que é produzida naturalmente pelas células beta do pâncreas juntamente com a insulina. Nas pessoas com diabetes, especialmente diabetes de tipo 1 e diabetes de tipo 2, que utilizam insulina, a produção ou o efeito da amilina é frequentemente insuficiente.

O Pramlintide actua imitando as funções naturais da amilina, que tem vários efeitos importantes no controlo do açúcar no sangue e na ingestão de alimentos. Em primeiro lugar, retarda o esvaziamento do estômago após uma refeição, o que resulta numa libertação mais lenta de glicose na corrente sanguínea, reduzindo assim os picos de glicemia após as refeições. Este esvaziamento gástrico mais lento ajuda igualmente a prolongar a sensação de saciedade, o que pode reduzir a quantidade total de alimentos consumidos. Além disso, o pramlintide inibe a secreção de glucagon, uma hormona que aumenta os níveis de açúcar no sangue ao estimular o fígado a libertar glicose. Ao reduzir a secreção de glucagon, o pramlintide ajuda a estabilizar ainda mais os níveis de glucose no sangue pós-prandial.

O pramlintide é particularmente adequado para doentes com diabetes que não conseguem controlar de forma óptima os seus níveis de glucose no sangue apesar da terapia com insulina. É de particular interesse para os diabéticos de tipo 1 que necessitam de controlo adicional sobre os picos de glicemia e para os diabéticos de tipo 2 que utilizam insulina e têm dificuldade em atingir os seus objectivos de glicemia. Além disso, o pramlintide pode ser benéfico para os doentes com excesso de peso ou obesos e que também sofrem de diabetes, uma vez que aumenta a sensação de saciedade e pode, assim, contribuir potencialmente para a perda de peso.

O Pramlintide oferece um apoio valioso aos doentes com terapêutica estruturada para a diabetes que se debatem constantemente com flutuações nos níveis de glucose no sangue. Ajuda a moderar a absorção de glucose após as refeições, facilitando a obtenção e manutenção de níveis de glucose no sangue mais estáveis. A utilização de pramlintide requer uma coordenação e monitorização cuidadosas por parte de um médico, uma vez que a dosagem de insulina pode ter de ser ajustada para evitar a hipoglicemia.

Globalmente, o pramlintide melhora a qualidade de vida dos doentes através de um melhor controlo glicémico e apoia os objectivos de gestão do peso, tornando-o um importante adjuvante no tratamento da diabetes, especialmente para aqueles que já utilizam insulina.

A bupropiona/naltrexona, conhecida pelo nome comercial Contrave, é um medicamento para emagrecer que combina dois princípios activos que actuam em sinergia para influenciar o apetite e a fome. Este medicamento é particularmente interessante porque intervém de uma forma única nos processos neuroquímicos do cérebro que afectam o comportamento alimentar, bem como o humor e possíveis mecanismos de dependência.

A bupropiona é um ingrediente ativo que foi originalmente utilizado como antidepressivo e para deixar de fumar. Actua principalmente como um inibidor da recaptação da dopamina e da noradrenalina, o que significa que aumenta a disponibilidade destes neurotransmissores no cérebro. A dopamina desempenha um papel central na recompensa e na motivação e pode também influenciar o desejo de comer, nomeadamente alimentos doces ou gordos, que estão frequentemente associados à sinalização da recompensa. A noradrenalina, por outro lado, está envolvida na regulação do estado de alerta e do gasto de energia.

A naltrexona, o segundo medicamento da combinação, é normalmente utilizada para tratar a dependência do álcool e dos opiáceos. Actua como um antagonista dos receptores opióides, o que significa que bloqueia os efeitos dos opióides que ocorrem naturalmente no cérebro e fazem parte do sistema de recompensa do organismo. Ao bloquear estes receptores, a naltrexona pode ajudar a reduzir os desejos e as sensações de recompensa associadas à alimentação.

A combinação de bupropiona e naltrexona no Contrave utiliza estes mecanismos para reduzir o apetite e aumentar a saciedade. Ao melhorar o humor e aumentar o estado de alerta, enquanto a naltrexona refreia os aspectos gratificantes da alimentação, o desejo geral de comer é reduzido. Isto torna o Contrave uma opção eficaz para indivíduos que lutam contra o excesso de peso ou a obesidade, especialmente quando estas condições estão associadas a aspectos emocionais, como o stress alimentar ou o mau humor.

Para além da perda de peso, Contrave pode também ser adequado para indivíduos que lutam contra comportamentos aditivos ou perturbações do humor. As propriedades antidepressivas da bupropiona podem apoiar os doentes com perturbações depressivas, e as propriedades supressoras da dependência da naltrexona podem ser úteis quando o comportamento alimentar é visto como parte de um problema de dependência.

O medicamento é normalmente utilizado como parte de um plano de tratamento abrangente de controlo do peso que inclui alterações na dieta, atividade física e alterações comportamentais. Antes de utilizar Contrave, é importante procurar aconselhamento médico, uma vez que o medicamento pode interagir com outros medicamentos e não é adequado para todos os doentes. Pode causar efeitos secundários como náuseas, obstipação, dores de cabeça e, ocasionalmente, aumento da tensão arterial, que devem ser monitorizados e avaliados por um médico.

O estado de saúde como critério de seleção

Ao selecionar uma injeção para perda de peso, utilizada no tratamento do excesso de peso e da obesidade, devem ser considerados vários factores para garantir que o medicamento é eficaz e seguro. O estado de saúde do doente desempenha um papel central neste contexto.

As doenças existentes, como a diabetes, podem influenciar significativamente a escolha da medicação. Por exemplo, os agonistas dos receptores GLP-1 podem ser particularmente adequados nestes casos, uma vez que não só ajudam a controlar o peso, como também melhoram o controlo da glicemia. Por conseguinte, estes medicamentos podem ser duplamente benéficos para os diabéticos que pretendem perder peso.

As doenças cardiovasculares também são importantes na escolha de um medicamento para emagrecer. Alguns medicamentos podem afetar o sistema cardiovascular, por exemplo, aumentando a pressão arterial ou o ritmo cardíaco. Neste caso, é importante escolher um medicamento que seja seguro para os doentes com estas condições pré-existentes ou ajustar a dosagem em conformidade.

Os problemas de saúde mental, como a depressão ou as perturbações de ansiedade, também devem ser tidos em conta, uma vez que alguns medicamentos para

82

emagrecer podem ter um impacto no humor e no bem-estar. Nestes casos, os medicamentos que afectam o sistema nervoso central, como a bupropiona, que também tem efeitos antidepressivos, podem ser preferidos.

Por conseguinte, a escolha do medicamento correto para a perda de peso deve ser sempre uma decisão individualizada, baseada numa avaliação médica exaustiva. É importante que os médicos considerem todos os aspectos da saúde do doente para garantir um tratamento seguro e eficaz. As possíveis interacções com outros medicamentos que o doente possa estar a tomar, bem como as circunstâncias e necessidades individuais, também devem ser tidas em conta no processo de decisão.

Interacções com outros medicamentos como critério

Verificar a existência de interacções entre uma injeção para perda de peso e outros medicamentos que o doente possa estar a tomar é outro passo fundamental para o tratamento seguro e eficaz do excesso de peso ou da obesidade. As interacções medicamentosas podem reduzir a eficácia do tratamento, aumentar os efeitos secundários indesejados ou mesmo causar problemas de saúde perigosos.

Por exemplo, os agonistas dos receptores GLP-1, que são normalmente utilizados para a perda de peso, podem ter potenciais interacções com uma variedade de outros medicamentos. Podem afetar a velocidade a que os medicamentos são libertados do estômago, o que pode alterar a absorção e a eficácia desses medicamentos. Isto é particularmente relevante para os medicamentos que requerem uma dosagem precisa, como os antidiabéticos orais ou os medicamentos para a tensão arterial.

Quando se utiliza bupropiona/naltrexona, outra opção comum para injecções de perda de peso, os médicos têm de ter em atenção a combinação com outras substâncias com efeito no sistema nervoso central, como certos antidepressivos ou antipsicóticos. A bupropiona pode aumentar o risco de convulsões, especialmente em combinação com medicamentos que reduzem o limiar de convulsão.

Também é importante considerar a interação entre as injecções para perda de peso e os medicamentos que afectam o risco de hemorragia, uma vez que alguns destes medicamentos para perda de peso podem afetar a coagulação do sangue. Isto pode levar a complicações em doentes que estejam a tomar anticoagulantes como a varfarina.

A avaliação destas interacções requer uma análise cuidadosa e, por vezes, um ajuste da dosagem ou do esquema de utilização da medicação. É imperativo que os médicos e farmacêuticos revejam uma lista completa de todos os medicamentos, incluindo os de prescrição, os de venda livre e os produtos à base de plantas, que um doente está a utilizar antes de prescreverem uma injeção para perda de peso. Os doentes devem também ser encorajados a comunicar quaisquer alterações à sua medicação ou o início de novos medicamentos para garantir que o seu plano de tratamento permanece seguro e eficaz.

Efeitos secundários como critério de seleção

Ao escolher injecções para emagrecer, os potenciais efeitos secundários devem também ser cuidadosamente considerados, uma vez que estes podem afetar a qualidade de vida do doente e, por vezes, representar sérios riscos para a saúde. Os efeitos secundários mais comuns associados a estes medicamentos, como as náuseas, os vómitos, a diarreia e a obstipação, são frequentemente uma expressão do efeito do medicamento no trato gastrointestinal. Estes sintomas podem ocorrer sobretudo na fase inicial do tratamento e podem diminuir com o tempo, à medida que o organismo se habitua ao medicamento.

O abrandamento do esvaziamento gástrico, um efeito comum de muitos medicamentos para perda de peso, pode provocar náuseas e obstipação. Embora este efeito possa contribuir para a perda de peso ao prolongar a sensação de saciedade, o desconforto associado pode ser difícil de gerir para alguns doentes. A diarreia e os vómitos também podem ocorrer à medida que o organismo reage à alteração da ingestão de alimentos e aos ingredientes activos do medicamento.

Além disso, existem efeitos secundários mais graves, mas menos frequentes, que devem ser tidos em conta quando se opta por uma determinada injeção para perda de peso. Por exemplo, o risco de pancreatite, uma inflamação do pâncreas, pode aumentar com a utilização de alguns agonistas dos receptores GLP-1. Esta é uma condição médica grave que requer tratamento imediato. Podem também ocorrer problemas renais, especialmente se o medicamento interferir com a absorção de fluidos ou se já existirem danos renais pré-existentes.

Por conseguinte, a escolha do medicamento correto não deve basear-se apenas na eficácia, mas também ter em conta a tolerância individual do doente e o seu perfil de risco. É importante que os médicos e os doentes trabalhem em conjunto para ponderar os prós e os contras de cada opção de tratamento, incluindo a forma como os efeitos secundários podem afetar o estilo de vida quotidiano e a saúde geral do doente. A comunicação aberta sobre quaisquer efeitos secundários experimentados e a vontade de ajustar o tratamento, se necessário, são cruciais para garantir que o tratamento é não só eficaz, mas também seguro.

Efeitos a longo prazo como critério de seleção

A escolha de uma injeção para perda de peso como parte de um plano abrangente de gestão de peso que inclui alterações na dieta, atividade física e terapia comportamental é um passo importante para alcançar o sucesso da perda de peso a longo prazo. De facto, a adequação dos diferentes tipos de injecções para perda de peso para um tratamento a longo prazo varia em função do seu modo de ação, eficácia, perfil de segurança e tolerância do doente.

Algumas das injecções para perda de peso mais utilizadas baseiam-se nos agonistas dos receptores GLP-1, como a liraglutida, a semaglutida e a dulaglutida. Estes medicamentos não só são eficazes na redução do peso corporal, como também têm efeitos positivos no metabolismo da glucose, o que os torna particularmente úteis para os doentes com diabetes de tipo 2. O seu efeito no retardamento do esvaziamento gástrico e na melhoria da secreção de insulina torna-os uma opção atractiva para a terapia a longo prazo, especialmente porque também podem reduzir o risco de doenças cardiovasculares.

Estes medicamentos são geralmente adequados para uma utilização a longo prazo, uma vez que ajudam a melhorar a saúde metabólica global, para além da perda de peso. Os doentes que utilizam agonistas dos receptores GLP-1 referem frequentemente uma melhoria sustentada da saciedade e uma redução da ingestão de calorias, o que facilita a manutenção do peso corporal reduzido.

A tolerabilidade e o perfil de segurança dos medicamentos são também cruciais para a decisão de os utilizar numa terapêutica a longo prazo. Os agonistas dos receptores GLP-1 são geralmente bem tolerados, embora possam causar efeitos secundários como náuseas e indigestão em alguns doentes. Estes efeitos secundários são frequentemente temporários e podem ser atenuados através do ajuste da dose ou de outras medidas de apoio.

Para além dos agonistas dos receptores GLP-1, existem outras classes de medicamentos, como a combinação de bupropiona e naltrexona, que também podem ser adequadas para uma utilização a longo prazo, especialmente em doentes que também lutam com factores psicológicos, como a depressão ou o comportamento aditivo. Estes medicamentos podem ajudar a tratar o aspeto emocional do comportamento alimentar, que para alguns doentes pode ser um fator-chave na luta contra a obesidade.

A escolha da injeção adelgaçante adequada para um tratamento a longo prazo depende, portanto, de factores individuais, como o estado de saúde do doente, as doenças concomitantes, o perfil de segurança do medicamento e a resposta individual do doente ao tratamento.

A disponibilidade como critério de seleção

A disponibilidade de injecções para perda de peso também pode ser um critério de seleção importante para as pessoas que consideram a medicação para perda de peso. Devido à crescente popularidade deste método de tratamento e a certas limitações de produção, pode haver escassez a nível regional. Esta escassez pode ter várias causas:

- Capacidades de produção: A produção de seringas para administração de medicamentos pode ser complexa e colocar exigências específicas ao ambiente e à tecnologia de produção. Se estas capacidades forem limitadas, tal pode conduzir a estrangulamentos no fornecimento.

- Autorizações regulamentares: Em alguns países ou regiões, os obstáculos regulamentares podem afetar a disponibilidade destes medicamentos. Os procedimentos de autorização podem ser morosos, o que atrasa o lançamento de novos produtos no mercado.
- Excesso de procura: No caso de um aumento súbito da procura, por exemplo, devido a resultados positivos de estudos ou ao interesse público, a capacidade de produção existente pode não ser suficiente para satisfazer a procura.
- Problemas de distribuição e logística: problemas logísticos globais ou locais, como os causados por mudanças políticas ou pandemias, também influenciam a disponibilidade desses medicamentos.

Por conseguinte, é aconselhável que as pessoas que estão a considerar o tratamento com injecções para perda de peso se informem, numa fase inicial, sobre a disponibilidade na sua região e, eventualmente, considerem alternativas se estes medicamentos forem difíceis de obter. É também importante encarar o tratamento num contexto abrangente que inclua dieta e exercício para obter os melhores resultados e não depender apenas da disponibilidade de um único medicamento.

O custo como critério de seleção

O custo das injecções para perda de peso é outro critério de seleção fundamental para muitas pessoas que consideram a medicação para perda de peso. Os aspectos financeiros podem influenciar significativamente a acessibilidade e a decisão a favor ou contra esse tratamento.

Preços de mercado e fabricantes

O custo das injecções para perda de peso pode variar consoante o fabricante e o país. Os medicamentos patenteados são frequentemente mais caros do que os seus equivalentes genéricos. O preço também pode ser influenciado por factores como a exclusividade de mercado, os custos de produção e a política de preços do fabricante.

O custo das injecções para emagrecer varia consoante o medicamento específico, a dosagem e o sistema de saúde do país.

Em média, o custo do Wegovy, que é utilizado para a perda de peso em doses mais elevadas, pode rondar os 200 a 300 euros/USD por mês, dependendo da farmácia e da dosagem necessária. O Saxenda pode custar um pouco menos, mas situa-se frequentemente na faixa dos 200 euros/USD por mês. Estes preços podem variar consoante a dosagem individual e o número de seringas necessárias por mês.

Custos adicionais

Para além dos custos directos das injecções propriamente ditas, podem ter de ser tidas em conta despesas adicionais com exames médicos regulares, consultas e eventuais tratamentos de efeitos secundários.

Cobertura de seguro

A questão da cobertura dos medicamentos para perda de peso por parte dos seguros de saúde é um tema difícil e tratado de forma inconsistente, fortemente influenciado pelos sistemas nacionais de saúde e pelas políticas específicas dos seguros.

Em muitos países, é necessário cumprir determinados critérios, como um índice de IMC definido, para que os custos sejam cobertos pelo seguro de saúde. Normalmente, estes tratamentos só são cobertos pelos seguros se outros métodos menos invasivos de perda de peso, como a dieta e o exercício, tiverem sido tentados anteriormente e não tiverem tido êxito. A prática é muitas vezes inconsistente dentro de um país e é também volátil porque a prática das injecções para perda de peso, que são ainda relativamente novas, não está ainda estabelecida.

As condições médicas associadas também desempenham um papel importante. As pessoas que sofrem de problemas de peso relacionados com doenças, como a diabetes de tipo 2 ou a hipertensão arterial, têm muitas vezes mais probabilidades de se qualificarem para a cobertura de tratamentos medicamentosos, uma vez que estes podem ser considerados necessários para o tratamento das doenças subjacentes. Nestes casos, os médicos e os doentes argumentam que a redução de peso não só beneficia a qualidade de vida, como também pode reduzir os custos globais para o sistema de saúde, ao reduzir outras complicações de saúde.

No entanto, as políticas específicas e as decisões resultantes das seguradoras de saúde variam consideravelmente. Nalguns países, os sistemas de saúde estão mais orientados para o apoio a medidas preventivas e podem, portanto, estar mais inclinados a cobrir esses tratamentos. Noutros países, porém, a cobertura é menos provável, a menos que o doente cumpra uma longa lista de requisitos.

Na Alemanha, por exemplo, as companhias de seguros de saúde legais não cobrem geralmente o custo dos agonistas dos receptores GLP-1 para perda de peso, como o Wegovy (semaglutide) ou o Saxenda (liraglutide), como tratamento normal de perda de peso. A principal utilização destes medicamentos ao abrigo da cobertura dos seguros de saúde centra-se em condições médicas específicas que ultrapassam o mero desejo de perda de peso.

No entanto, a assunção de custos pode ser considerada se estiverem reunidas as seguintes condições:

- Presença de obesidade: Regra geral, o doente deve ter um índice de massa corporal (IMC) de pelo menos 30 kg/m², o que é considerado obesidade. Em alguns casos, especialmente se existirem problemas de saúde adicionais, os custos podem ser cobertos mesmo que o IMC seja de 27 kg/m².

- Complicações de saúde adicionais: Os doentes com complicações relacionadas com a diabetes ou outros problemas de saúde relacionados com o peso, como a hipertensão arterial, a apneia do sono ou certas doenças cardiovasculares, também podem ser elegíveis para cobertura.
- Insucesso das medidas convencionais: Normalmente, os métodos convencionais de perda de peso, como a dieta e o exercício físico, devem ter sido experimentados e considerados infrutíferos. Um programa de controlo de peso supervisionado por um médico que não tenha mostrado resultados suficientes também pode ser um critério.

É importante que o médico assistente apresente uma justificação médica pormenorizada e documentação sobre a necessidade deste tratamento, uma vez que as companhias de seguros de saúde se recusam frequentemente a cobrir os custos sem essa justificação. A decisão também pode variar de companhia de seguros de saúde para companhia de seguros de saúde, pelo que é aconselhável discutir as possibilidades e condições de cobertura dos custos diretamente com a sua própria companhia de seguros de saúde.

A decisão de cobertura é também frequentemente influenciada por considerações económicas. O custo dos tratamentos medicamentosos para a perda de peso pode ser elevado e as seguradoras têm de ponderar as potenciais poupanças a longo prazo resultantes da redução dos problemas de saúde em relação ao custo imediato da medicação.

Por conseguinte, é aconselhável que os pacientes que estejam a considerar este tipo de tratamento se informem exatamente sobre as coberturas do seu seguro de saúde e, se necessário, falem com profissionais médicos sobre as possibilidades de reembolso destas despesas.

Utilização óptima das seringas de perda de peso

Para maximizar a eficácia das injecções para perda de peso, minimizando os riscos e os efeitos secundários, é importante adotar uma abordagem abrangente que inclua a utilização e a dosagem correctas, a combinação com planos de dieta e programas de exercício, bem como a monitorização regular e o ajustamento do tratamento.

Aplicação e dosagem correctas

A utilização de injecções para perda de peso, especialmente os agonistas dos receptores GLP-1, requer uma orientação e formação cuidadosa do doente para garantir uma utilização eficaz e segura. O processo começa com uma formação completa sobre o manuseamento e a administração correctos da medicação.

Formação para a auto-injeção

Os doentes que utilizam seringas para perda de peso devem ser instruídos sobre a técnica de auto-injeção. Isto inclui a extração correcta do medicamento do frasco ou o manuseamento de canetas pré-cheias. A formação deve também incluir uma demonstração de como retirar a tampa protetora, colocar a agulha de forma segura e preparar a seringa para a injeção. É importante que os doentes aprendam a remover as bolhas de ar da seringa para garantir uma dosagem exacta.

Seleção do local de injeção

A injeção subcutânea permite que o medicamento seja administrado diretamente sob a pele, o que promove uma absorção lenta e uniforme do ingrediente ativo. Os locais de injeção típicos incluem o abdómen, a coxa e a parte superior do braço. Estas zonas são preferidas porque são facilmente acessíveis e têm tecido adiposo subcutâneo suficiente, o que torna a injeção menos dolorosa. Os doentes devem ser instruídos a mudar os locais de injeção em cada aplicação para minimizar o risco de irritação da pele, lipodistrofia ou infeção. A mudança sistemática dos locais de injeção pode ajudar a manter o tecido saudável e a otimizar a absorção do medicamento.

Instruções de dosagem

A dosagem das injecções adelgaçantes deve ser ajustada individualmente para obter a máxima eficácia com o mínimo de efeitos secundários. A dose inicial é frequentemente baixa e é gradualmente aumentada com base na tolerância e nas reacções do paciente. Este aumento gradual ajuda o organismo a habituar-se à medicação e pode reduzir a frequência e a gravidade dos efeitos secundários, como as náuseas e os vómitos. A dosagem exacta e o horário do aumento devem ser claramente comunicados para garantir que o doente segue exatamente as orientações.

Monitorização e personalização

A monitorização contínua pelos profissionais de saúde é crucial para avaliar a resposta do doente ao tratamento e ajustar a dosagem em conformidade. As consultas regulares de acompanhamento permitem ao médico avaliar a eficácia do tratamento e reagir a eventuais efeitos secundários. Estas consultas são também uma oportunidade para rever e corrigir a técnica de auto-injeção, o que é particularmente importante para garantir a adesão e o bem-estar do doente a longo prazo.

Ao implementar estas estratégias abrangentes de educação e monitorização, os doentes podem não só melhorar a sua capacidade de auto-gestão do tratamento, mas também aumentar as suas hipóteses de perda de peso bem sucedida e sustentável.

Combinação com planos de nutrição e programas de exercício

As injecções para perda de peso podem contribuir significativamente para a perda de peso, especialmente quando utilizadas como parte de um programa abrangente de gestão do peso que inclui uma dieta cuidadosamente adaptada e planos de exercício. Esta abordagem integrativa reconhece que a perda de peso sustentável e a promoção da saúde não podem ser alcançadas apenas com medicamentos, mas requerem uma mudança abrangente do estilo de vida.

Uma estratégia nutricional bem pensada é crucial para maximizar o efeito das injecções de perda de peso. Uma dieta rica em nutrientes e com controlo de calorias não só ajuda a atingir o défice calórico necessário para a perda de peso, como também ajuda o corpo a obter todas as vitaminas, minerais e outros nutrientes necessários para uma saúde óptima. Estes planos de dieta devem incluir os seguintes aspectos:

- Distribuição equilibrada dos macronutrientes: os hidratos de carbono, as proteínas e as gorduras devem estar numa proporção que satisfaça as necessidades individuais, por exemplo, mais proteínas para dar saciedade e apoiar a construção muscular e gorduras saudáveis que fornecem energia a longo prazo e promovem a saúde do coração.

- Incluir alimentos integrais: Frutas, legumes, cereais integrais e proteínas magras são essenciais porque fornecem menos calorias com maior valor nutricional, ajudando a controlar a fome e os desejos.

- Limitar os alimentos processados e o açúcar: Estes podem perturbar os níveis de insulina e levar ao aumento de peso. Reduzi-los pode não só ajudar a controlar o peso, mas também reduzir o risco de diabetes e outras doenças metabólicas.

Programas de exercício

A atividade física é outro pilar central no tratamento da obesidade e deve incluir tanto o exercício aeróbico como o treino de força:

- Exercício aeróbico: Actividades como correr, nadar ou andar de bicicleta melhoram a saúde cardiovascular e queimam calorias, o que contribui diretamente para a perda de peso. O exercício aeróbico regular também melhora a sensibilidade à insulina, o que é particularmente importante para as pessoas com diabetes ou à beira da diabetes.

- Treino de força: O aumento da massa muscular é crucial, uma vez que os músculos queimam mais calorias do que o tecido adiposo, mesmo em repouso. O treino de força não só fortalece os músculos, como também melhora a densidade óssea e a composição corporal geral.

Revisão e ajustamento regulares

A combinação destes elementos num plano abrangente requer um acompanhamento cuidadoso e ajustes regulares para garantir que os objectivos são atingidos e que a saúde é mantida. Isto significa reuniões regulares com um nutricionista e um preparador físico, bem como um acompanhamento médico contínuo por parte do médico que prescreve as injecções para perda de peso. Podem ser necessários ajustamentos em resposta a alterações no estilo de vida, condições de saúde ou simplesmente à resposta do organismo a um tratamento anterior.

Ao ter em conta estes aspectos, a gestão do peso com injecções de emagrecimento não só se torna mais eficaz, como também mais sustentável, ajudando os doentes a desenvolver hábitos saudáveis que conduzem a uma melhor saúde a longo prazo.

Acompanhamento médico do tratamento

O acompanhamento médico regular é essencial para garantir que o tratamento com injecções para perda de peso continua a ser seguro e eficaz. Isto inclui controlos regulares do peso, da tensão arterial, dos níveis de açúcar no sangue e de outros indicadores de saúde relevantes.

O tratamento deve poder ser adaptado de forma flexível para responder a alterações na resposta do doente ou à ocorrência de efeitos secundários. As dosagens podem ser ajustadas, a medicação pode ser alterada ou podem ser recomendadas medidas de apoio adicionais, consoante as necessidades individuais.

Em colaboração com nutricionistas, fisioterapeutas e outros profissionais de saúde, podem ser efectuados ajustamentos regulares com base nas últimas descobertas médicas e no desenvolvimento pessoal do doente. Esta abordagem interdisciplinar é crucial para garantir o sucesso a longo prazo e melhorar a qualidade de vida do paciente.

As injecções para perda de peso fazem frequentemente parte de uma estratégia de tratamento a longo prazo. Estes medicamentos, que são frequentemente injectados uma vez por semana, podem ajudar a reduzir a sensação de fome e a promover a perda de peso. No entanto, é precisamente este carácter de longo prazo que leva a um desafio em termos de custo.

A natureza de longo prazo deste tratamento significa que o custo total inclui não só a compra da medicação, mas também visitas regulares ao médico para monitorizar o progresso e possíveis efeitos secundários. Ao longo de meses ou mesmo anos, estes custos podem ser significativos e representam um obstáculo financeiro para muitos doentes.

A assunção dos custos pelas seguradoras de saúde é muito variável. Em países com sistemas de saúde abrangentes ou políticas de seguros que promovem tratamentos preventivos, estes custos podem ser parcial ou totalmente cobertos. Noutros casos, os doentes podem ter de pagar a maior parte ou a totalidade dos custos, o que pode limitar o acesso a este tratamento.

É também importante notar que a eficácia e a necessidade de continuar a utilizar estas injecções devem ser revistas regularmente. Nem todos os doentes obterão os resultados desejados com estes tratamentos e é possível que sejam necessários ajustamentos aos métodos de tratamento, o que pode implicar custos adicionais.

Pode ser útil para as pessoas afectadas discutir em pormenor os custos esperados e a duração do tratamento com o seu médico e com o seu prestador de cuidados de saúde. Também pode ser útil informar-se sobre alternativas genéricas ou procurar apoio junto dos programas de saúde governamentais ou dos programas de assistência aos doentes dos fabricantes de produtos farmacêuticos, que, em alguns casos, oferecem apoio financeiro para tratamentos de longa duração.

Interrupção do tratamento

O tratamento com injecções para perda de peso contendo agonistas dos receptores GLP-1, como o semaglutide ou o liraglutide, pode teoricamente ser interrompido, mas isso deve ser feito com cuidado e, idealmente, em consulta com um médico. Existem várias razões que podem levar à interrupção do tratamento, mas é importante compreender as possíveis consequências da interrupção.

- Eficácia: Os agonistas dos receptores GLP-1 actuam regulando o apetite e melhorando a sensibilidade à insulina. Atingem a sua eficácia total através da utilização contínua. A descontinuação pode levar a uma perda de progresso na gestão do peso, uma vez que o mecanismo subjacente de controlo do apetite e de melhoria da atividade metabólica deixa de ser mantido.
- Controlo do peso: Muitos utilizadores voltam a ganhar peso depois de pararem a medicação,

102

uma vez que as condições fisiológicas originais que levaram ao excesso de peso ou à obesidade permanecem frequentemente inalteradas. Voltar a ganhar peso pode ser desencorajador e prejudicar os objectivos de controlo do peso a longo prazo.

- Controlo médico: Se for tomada a decisão de interromper o tratamento, tal deve ser feito sob controlo médico. O médico pode ajudar a organizar a interrupção de forma a minimizar os possíveis efeitos negativos e pode aconselhar sobre a forma como o tratamento pode ser retomado em segurança numa data posterior.
- Efeitos secundários e tolerabilidade: Em alguns casos, pode ser aconselhável interromper o tratamento, nomeadamente se surgirem efeitos secundários ou problemas de saúde que tornem desaconselhável a continuação da utilização do medicamento. Nestes casos, pode ser necessária uma interrupção para proteger a saúde do doente ou para avaliar opções de tratamento alternativas.
- Custo e acessibilidade: O custo elevado e a disponibilidade potencialmente limitada dos medicamentos também podem, naturalmente, ser motivos de interrupção, especialmente se não forem sustentáveis a longo prazo.

Em todos os casos, é aconselhável tomar essa decisão com um profissional de saúde para garantir que é do

103

melhor interesse para a saúde do doente e para os seus objectivos a longo prazo. Devem também ser consideradas alternativas e estratégias de apoio para garantir a continuidade do controlo do peso.

Fontes de abastecimento

Existem várias formas de obter injecções para perder peso:

- Prescrição médica: Na Europa, nos EUA e em muitos outros países, as injecções para perda de peso requerem uma prescrição médica. Isto significa que um médico deve determinar a necessidade deste tratamento e emitir uma prescrição. Esta é a forma habitual de garantir que o tratamento é clinicamente adequado e seguro para o doente.
- Especialistas em endocrinologia ou em diabetologia: são frequentemente os especialistas em endocrinologia ou em diabetologia que prescrevem estes medicamentos, uma vez que são especializados em doenças metabólicas e desequilíbrios hormonais. Estes médicos podem efetuar uma avaliação completa do estado de saúde e determinar se o tratamento com agonistas dos receptores GLP-1 é adequado.
- Clínicas de controlo de peso: Muitas unidades de saúde especializadas na gestão do peso oferecem também acesso a tratamentos medicamentosos, como as injecções para perder peso. Estas clínicas dispõem frequentemente de equipas de médicos, dietistas e outros profissionais que oferecem uma abordagem integrada da perda de peso.

Também oferecem frequentemente planos financeiros para o tratamento.

- Farmácias em linha e telemedicina: Algumas farmácias em linha e fornecedores de telemedicina também podem emitir receitas para injecções para perda de peso após uma consulta em linha com um médico qualificado. Esta pode ser uma opção conveniente para os doentes que vivem em zonas remotas ou que têm dificuldade em consultar um médico pessoalmente. No entanto, é importante garantir que estes serviços estão licenciados e regulamentados para evitar riscos.
- Compra direta na farmácia com receita médica: Depois de receber uma receita médica, o medicamento pode ser comprado em quase todas as farmácias. Os farmacêuticos também podem fornecer informações adicionais sobre a utilização e o armazenamento correctos do medicamento.

Considerações éticas e sociais

O debate ético sobre as injecções para perda de peso levanta uma série de questões morais. Este debate toca em questões como os padrões de imagem corporal, o acesso aos cuidados médicos e a questão de saber até onde devem ir as intervenções médicas para alterar as condições naturais do corpo. Apenas abordaremos estas questões aqui, uma vez que, de facto, estão a tornar-se cada vez mais marginalizadas.

As injecções para perda de peso oferecem um apoio médico valioso às pessoas para as quais os métodos convencionais, como a dieta e o exercício, não são suficientes para atingir um peso saudável. Estes medicamentos são uma opção particularmente importante para pessoas obesas ou com excesso de peso, o que já levou a complicações de saúde como a diabetes tipo 2 ou doenças cardiovasculares. Devido à redução de peso eficaz possibilitada por estas injecções, muitas das pessoas afectadas podem sentir uma melhoria na sua situação de saúde. Isto pode levar a uma menor dependência de outros medicamentos, promover um melhor desempenho físico e melhorar a qualidade de vida em geral.

Além disso, as injecções para perda de peso ajudam a aumentar a sensibilização e a compreensão da obesidade como uma doença crónica. Ao tratá-la medicamente, o estigma frequentemente associado à obesidade pode ser reduzido. Isto leva a uma maior empatia e apoio para as pessoas afectadas, ajudando-as a sentirem-se menos isoladas e mais aceites socialmente.

É igualmente importante reconhecer que o desenvolvimento de tais tratamentos médicos é o resultado de uma extensa investigação e inovação com o objetivo de fornecer soluções viáveis para problemas de saúde graves. Estes avanços na medicina reforçam o direito das pessoas à auto-determinação sobre a sua saúde e permitem tratamentos personalizados que anteriormente não eram possíveis.

De um modo geral, as injecções para perda de peso proporcionam a muitas pessoas uma melhoria que muda a sua saúde e qualidade de vida. São um exemplo de como a inovação médica pode ajudar a ultrapassar os desafios das doenças crónicas e ajudar as pessoas afectadas a levar uma vida mais ativa e saudável.

Além disso, as injecções para perda de peso constituem uma opção de tratamento eficaz para as pessoas que sofrem de obesidade não saudável e para as quais outros métodos, como a dieta e o exercício, não foram bem sucedidos. Para estas pessoas, as injecções podem não só permitir a perda de peso, mas também levar a uma melhoria das condições de saúde associadas, como a diabetes tipo 2, as doenças cardiovasculares e outras. Neste contexto, argumenta-se frequentemente que o acesso a estes tratamentos é uma questão de justiça médica e pode ajudar as pessoas a viverem de forma mais saudável e potencialmente mais longa.

A normalização crescente das injecções para perda de peso ajudará a reduzir a estigmatização do excesso de peso e da obesidade, reconhecendo-os como condições médicas tratáveis. O reconhecimento da obesidade como uma doença que requer intervenção médica pode ajudar a reduzir a culpa e a auto-culpa das pessoas afectadas.

No entanto, existem naturalmente também preocupações quanto à ética das intervenções médicas que visam alterar o corpo. Alguns vêem isto como uma rejeição da aceitação da diversidade natural do corpo. Por outro lado, os apoiantes argumentam que o acesso a esses tratamentos reforça o direito das pessoas à autodeterminação na tomada de decisões sobre o seu corpo e a sua saúde.

De um modo geral, o debate em torno das injecções para perda de peso é complexo e levanta questões importantes sobre as prioridades da nossa sociedade, a compreensão da saúde e o papel da medicina nas nossas vidas. Continua a ser importante que estes debates sejam realizados para garantir uma compreensão equilibrada dos prós e contras de tais intervenções médicas.

No entanto, segundo os autores, os factores positivos das injecções para perda de peso superam claramente os negativos.

Novos medicamentos, conclusões e perspetivas

As injecções para perda de peso já são melhores do que a sua reputação. Pela primeira vez, têm o potencial de combater eficazmente a doença generalizada da obesidade. Não é necessário sublinhar o que isto pode significar para as pessoas afectadas.

No futuro, as injecções para perda de peso poderão ser objeto de melhorias significativas. Os investigadores estão a trabalhar no sentido de aumentar a eficácia destes fármacos, visando de forma mais eficaz as vias metabólicas relevantes. O objetivo é conseguir efeitos mais fortes e duradouros na perda de peso, minimizando os efeitos secundários. O desenvolvimento de novas terapias combinadas que reúnem diferentes ingredientes activos para promover a perda de peso também apresenta abordagens promissoras. Estas poderiam melhorar a eficácia do tratamento, reduzindo simultaneamente as dosagens dos componentes individuais, o que aumenta a tolerabilidade.

Outro avanço significativo poderá residir na forma de administração destes medicamentos. Atualmente, são administrados principalmente por injeção, mas a investigação poderá conduzir a formas mais convenientes, como doses orais ou dispositivos implantáveis que libertem o medicamento continuamente. A investigação está também a estudar abordagens de medicina personalizada, em que o tratamento é adaptado especificamente às características genéticas, metabólicas e fisiológicas individuais dos doentes, a fim de otimizar a terapia.

O papel futuro do **cortisol**, uma hormona conhecida por regular o metabolismo e a resposta do organismo ao stress, é também importante. Níveis elevados de cortisol podem levar ao aumento de peso e influenciar o apetite e o comportamento de armazenamento de gordura. As terapias futuras poderão ter como objetivo modular os níveis de cortisol ou atenuar os efeitos do cortisol no organismo para melhorar a eficácia das injecções para perda de peso. Isto poderia ser feito através de terapias combinadas que não só contêm agonistas GLP-1, mas também componentes que abordam especificamente os efeitos metabólicos causados pelo cortisol.

A tirzepatide, um ingrediente ativo relativamente novo no tratamento da diabetes tipo 2, também apresenta resultados promissores na área da redução de peso e poderá desempenhar um papel importante nas injecções para perda de peso no futuro. O tirzeptido é um agonista duplo que ativa tanto o recetor do péptido-1 semelhante ao glucagon (GLP-1) como o recetor do polipeptídeo insulinotrópico dependente da glicose (GIP). Estas propriedades tornam-no particularmente eficaz tanto no controlo dos níveis de glicose no sangue como na redução do peso corporal.

Em ensaios clínicos, o tirzepatido demonstrou resultados muito bons em termos de perda de peso. Por exemplo, o estudo SURMOUNT-1 de fase 3 demonstrou que os participantes tratados com tirzepatide registaram uma perda de peso muito significativa de até 20% do seu peso corporal. Isto excede os resultados obtidos com os actuais agonistas do GLP-1, como o semaglutido, que também são utilizados para a perda de peso.

O modo de ação da tirzepatide envolve vários mecanismos: melhora a sensibilidade à insulina, retarda o esvaziamento gástrico e aumenta a sensação de saciedade, o que leva a uma redução da ingestão de calorias. Estes efeitos são particularmente benéficos para as pessoas que têm dificuldade em reduzir o seu peso apenas com dieta e exercício físico.

Com base nestes resultados promissores, espera-se que o tirzeptido venha a desempenhar um papel cada vez mais importante no desenvolvimento de injecções para perda de peso no futuro. No entanto, a aprovação e o lançamento no mercado do tirzepatide como agente de perda de peso ainda demorará algum tempo, uma vez que as fases finais dos ensaios clínicos e o processo de aprovação têm de ser concluídos.

As perspectivas de desenvolvimento e melhoria das injecções para perda de peso são, portanto, promissoras e centram-se numa maior eficácia, facilidade de utilização e opções de tratamento personalizadas que têm o potencial de melhorar ainda mais a qualidade de vida de muitas pessoas.

Espera-se também que as injecções para perda de peso - tal como muitos medicamentos novos - se tornem menos dispendiosas com o tempo. O futuro dos preços das injecções para perda de peso, como os agonistas dos receptores GLP-1, depende de vários factores, mas há razões para um otimismo cauteloso quanto à possibilidade de se tornarem mais acessíveis com o tempo. Com o aumento da procura destes medicamentos, os fabricantes poderão beneficiar de economias de escala que lhes permitam baixar os preços. Além disso, os avanços tecnológicos e os métodos de produção mais eficientes poderão conduzir a uma redução dos custos de fabrico. Outro fator de influência significativo é a expiração das patentes dos medicamentos existentes, que abre caminho a genéricos mais baratos. As decisões regulamentares e as políticas de saúde destinadas a reduzir o custo dos medicamentos podem também desempenhar um papel importante. Embora o preço dos medicamentos seja complexo e dependa de muitos factores políticos e de mercado variáveis, estes desenvolvimentos dão-nos esperança de que o custo das seringas de prescrição médica venha a baixar no futuro.